Casos Clínicos:

MEDICINA INTERNA & CARDIOLOGIA

Casos Clínicos: MEDICINA INTERNA & CARDIOLOGIA

EDITORES

Flávio Eduardo Nácul
Doutor em Medicina pela Universidade do Estado do Rio de Janeiro, Rio de Janeiro -RJ.
Fellowship em Medicina Intensiva pela Lahey Clinic & Tufts University, Boston, EUA.
Fellowship em Pesquisa, Friedrich Schiller University, Jena, Alemanha
Título de Especialista em Terapia Intensiva pela AMIB
CTI do Hospital Universitário da Universidade Federal do Rio de Janeiro, Unidade Pós-Operatório 2 do Hospital Pro-Cárdiaco, e CTI do Hospital Federal de Ipanema , Rio de Janeiro, RJ.

Laura Lino Passos Machado
Título de Especialista pela Sociedade Brasileira de Cardiologia, SBC.
Unidade Pós-Operatório 2 e Unidade Cardiointensiva- Hospital Pró-Cardíaco e Unidade Cardiointensiva do Hospital São Lucas, Rio de Janeiro, RJ.

Maria Fernanda Baylão Bueno da Silveira
Residência Médica em Clínica Médica, Hospital Universitário Sul-Fluminense, Vassouras, RJ.
Residência Médica em Cardiologia e em Ecocardiografia, Hospital Pró-Cardíaco, Rio de Janeiro, RJ.
Unidade Pós-Operatório 2 e Serviço de Ecocardiografia do Hospital Pró-Cardíaco, Rio de Janeiro, RJ.

Marcelo Heitor Vieira Assad
Mestre em Cardiologia pela Universidade do Estado do Rio de Janeiro, Rio de Janeiro -RJ.
Fellow of the American College of Cardiology
Fellow of the European Society of Cardiology
Título de Especialista em Cardiologia pela Sociedade Brasileira de Cardiologia SBC
Título de Especialista em Terapia Intensiva pela AMIB
Coordenador do Serviço de Lípides e Diabetes do Instituto Nacional de Cardiologia, INC, Rio de Janeiro, RJ.
Unidade Pós-Operatório 2 do Hospital Pró-Cardíaco, Rio de Janeiro, RJ.

eE editora dos Editores

CONTEÚDO ORIGINAL

editora dos Editores **Casos Clínicos: MEDICINA INTERNA & CARDIOLOGIA**

Produção editorial: Adielson Anselme

Diagramação: Adielson Anselme

Capa: Felipe Emanuel da Silva Gomes

ISBN: 978-65-86098-63-1

Editora dos Editores

São Paulo: Rua Marquês de Itu,408 – sala 104 – Centro.
(11) 2538-3117

Rio de Janeiro: Rua Visconde de Pirajá, 547 – sala 1121 – Ipanema.
www.editoradoseditores.com.br

Atendimento eE Interativo (11) 98308-0227

Impresso no Brasil
Printed in Brazil
1ª impressão – 2022

Este livro foi criteriosamente selecionado e aprovado por um Editor científico da área em que se inclui. A Editora dos Editores assume o compromisso de delegar a decisão da publicação de seus livros a professores e formadores de opinião com notório saber em suas respectivas áreas de atuação profissional e acadêmica, sem a interferência de seus controladores e gestores, cujo objetivo é lhe entregar o melhor conteúdo para sua formação e atualização profissional.

Desejamos-lhe uma boa leitura!

Dados Internacionais de Catalogação na Publicação (CIP)
(Câmara Brasileira do Livro, SP, Brasil)

Casos clínicos : medicina interna & cardiologia/[editores] Flávio Eduardo Nácul ... [et al.]. – 1. ed. – São Paulo: Editora dos Editores, 2022.

Outros editores: Laura Lino Passos Machado, Maria Fernanda Baylão Bueno da Silveira, Marcelo Heitor Vieira Assad.
Vários colaboradores.
Bibliografia.
ISBN 978-65-86098-63-1

1. Cardiologia - Diagnóstico e tratamento 2. Casos clínicos I. Nácul, Flávio Eduardo. II. Machado, Laura Lino Passos. III. Silveira, Maria Fernanda Baylão Bueno da. IV. Assad, Marcelo Heitor.

22-98847 CDD-616.1209

Índices para catálogo sistemático:

1. Cardiologia: Casos clínicos comentados: Medicina 616.1209

Aline Graziele Benitez – Bibliotecária – CRB-1/3129

COLABORADORES

Ana Rita Rocha de Azeredo Coutinho
Unidade Pós-Operatório 2 e Unidade Cardiointensiva, Hospital Pró-Cardiaco e CTI – Hospital Rios Dor – Rio de Janeiro, RJ.

Bruna Cerbino de Souza
Clinica Médica & Gastroenterologia, Hospital Pró-Cardíaco – Rio de Janeiro, RJ.

Camilla Machado
Clinica Médica & Pneumologia, Hospital Pró-Cardíaco – Rio de Janeiro, RJ.

Cecília Vidal
Neurologista do Hospital Pró-Cardíaco – Rio de Janeiro, RJ.

Felipe Kessler Pereira
Médico Residente do Programa de Cardiologia do Hopsital Pró-Cardíaco – Rio de Janeiro, RJ

José Galvão-Alves
Gastroenterologista do Hospital Pró-Cardíaco – Rio de Janeiro, RJ.

Jéssica Rizkalla Corrêa Medeiros
Médica Residente do programa de Cardiologia do Hospital Pró-Cardiaco – Rio de Janeiro, RJ.

Júlia Pires dos Reis Maia
Unidade Pós-Operatório 2 e Unidade Cardiointensiva; Hospital Pró-Cardíaco – Rio de Janeiro, RJ.

Helder Konrad de Melo
CTI Hospital Pró-Cardíaco, Unidade Cardiointensiva e Ambulatório de Gestação e Cardiopatias, Hospital dos Servidores do Estado do Rio de Janeiro, e Unidade Cardiointensiva, Hospital Copa Star – Rio de Janeiro, RJ.

Louise Freire
Unidade Pós-Operatório 2, Setor de Emergência e Centro de Insuficiência Cardíaca & Transplante Cardíaco. Hospital Pró-Cardíaco – Rio de Janeiro, RJ.

Luanna Damasceno Amaral de Sousa
Médica Residente do Programa de Cardiologia do Hospital Pró-Cardíaco – Rio de Janeiro, RJ

Nathália Rodrigues da Silva
Unidade Cardiointensiva do Hospital Pró-Cardíaco, Unidade Coronariana da Casa de Saúde São José – Rio de Janeiro, RJ.

Rafael Santos Sigaud
Serviço de Clínica Médica e Cardiologia, Hospital Clementino Fraga Filho, Universidade Federal do Rio de Janeiro; Unidade Cardiointensiva, Hospital Pró-Cardíaco – Rio de Janeiro, RJ.

Roberta Siuffo Schneider Duque
Unidade Pós-Operatório 2, Hospital Pró-Cardíaco e Serviço de Cardiologia. Hospital Universitário Pedro Ernesto do Hospital – Rio de Janeiro, RJ.

DEDICATÓRIA

Dedico aos meus pais, Lilian e Jacob, minha esposa, Alessandra, e meus filhos, Mariana e Rafael, com amor. (FEN)

Dedico aos meus pais, Áurea e Mário, irmãos Diogo e Clarissa, e sobrinhas Julia e Luisa, com carinho. (LLPM)

Aos meus pais, Lucia Helena e José Secundino, à minha irmã Maria Paula, à minha pequena e amada sobrinha Júlia, e ao meu companheiro e incentivador de todos os dias, Helder Konrad. (MFBBS)

Dedico ao meu pai José, meu exemplo profissional, minha mãe Lucia, exemplo de amor, Adriana, minha esposa e companheira de todas as horas, e aos meus filhos, alegria da minha vida, Maria Antonia e João Marcelo. (MA)

AGRADECIMENTOS

Agradecemos a todos que diretamente ou indiretamente colaboraram com a elaboração deste livro, em especial à Editora dos Editores, Alexandre Massa e Adielson Anselme, que mostraram profissionalismo, competência, agilidade e companheirismo; a todos os colaboradores, pela seleção de casos clínicos importantes e comentários inteligentes; e ao designer gráfico Felipe Emanuel da Silva Gomes.

Gostaríamos também de agradecer à excepcional equipe multidisciplinar com quem temos o prazer de trabalhar, incluindo os grupos de enfermagem, fisioterapia, fonoaudiologia, psicologia, nutrição, limpeza e secretaria, especialmente Ieda Pontes da Cruz, Fernanda Pereira Velloso, Veronica Lima da Silva, Simone Ramos e João Carlos do Carmo Junior.

Os editores

PREFÁCIO

Prezado(a) Leitor(a), foi com imenso prazer e incontido orgulho que recebi o honroso convite de apresentar a obra *Casos Clínicos: Medicina Interna & Cardiologia*, escrito e editado por meus diletos amigos Flávio, Laura, Maria Fernanda e Marcelo. O binômio ensino-aprendizado, nos tempos contemporâneos, tem se utilizado de inúmeras "ferramentas" que, resumidamente, envolvem tecnologias da informação e da comunicação, notadamente veiculadas por plataformas virtuais. Pesquisas básica e clínica, além de Diretrizes, geram o conhecimento científico e alicerçam as boas práticas assistenciais. Entretanto, a transmissão do conhecimento e, portanto, o ensino tem nas "Narrativas", seguramente, um valiosíssimo instrumento.

A presente obra baseia-se em narrativas de casos clínicos, do "Mundo Real", compilados pelos autores ao longo de anos de experiência e vivência profissional médica, em diferentes hospitais públicos e privados do Rio de Janeiro - RJ. Trazendo, de forma extremamente didática, com um conteúdo pedagógico inestimável. Estou certo de que "Casos Clínicos : Medicina Interna & Cardiologia" representa uma inestimável contribuição à formação e à qualificação profissional médica, em prol da excelência assistencial. Agradeço, em meu nome e em nome de todos os leitores, a Flávio, Laura, Maria Fernanda e Marcelo por mais essa contribuição à literatura médica.

Boa Leitura!

Luiz Antonio de Almeida Campos
MSc, TESBC, TEAMIB, FACC, FESC

APRESENTAÇÃO

Os autores Flávio E. Nácul, Laura Lino P. Machado, Maria Fernanda B. B. da Silveira e Marcelo Assad orgulhosamente apresentam o livro *Casos Clínicos: Medicina Interna & Cardiologia*. A obra é composta por uma seleção de cenários clínicos que desafiam o médico na sua capacidade de fazer o diagnóstico e escolher a melhor estratégia terapêutica. Todos os casos são acompanhados por um comentário curto, didático e objetivo, e uma referência de alta relevância. É desejo dos editores que este livro estimule os seus leitores a estudar mais, desenvolvam cada vez mais um pensamento crítico e reflitam sempre mais sobre o exercício da arte da medicina. Através de uma leitura leve e agradável, o livro permite uma revisão rápida sobre temas importantes da Medicina Interna e Cardiologia e certamente será uma ferramenta muito útil na difícil missão do médico em atender seus pacientes com qualidade, ética e humanidade.

Os editores

SUMÁRIO

CASO 1

Flávio E. Nácul

Paciente feminina, 19 anos, após libação alcoólica apresentou inúmeros episódios de vômitos. No dia seguinte, queixou-se dor torácica e dispneia. Levada à emergência, tomografia de tórax mostrou pneumomediastino de pequeno volume. Qual a sua hipótese diagnóstica?

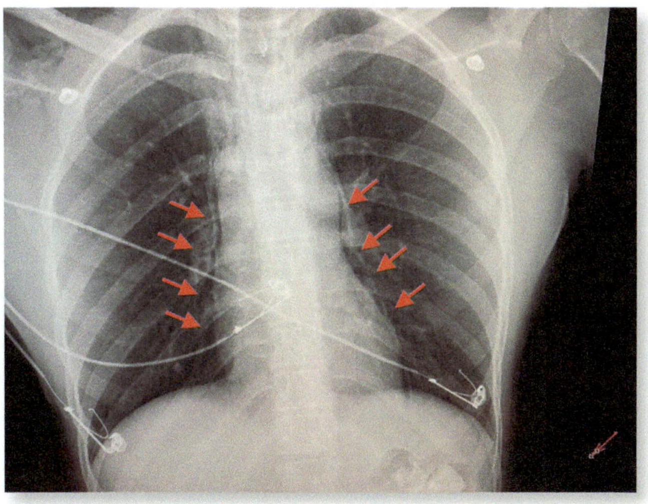

Figura 1.1. As setas apontam para a imagem sugestiva de pneumomediastino.

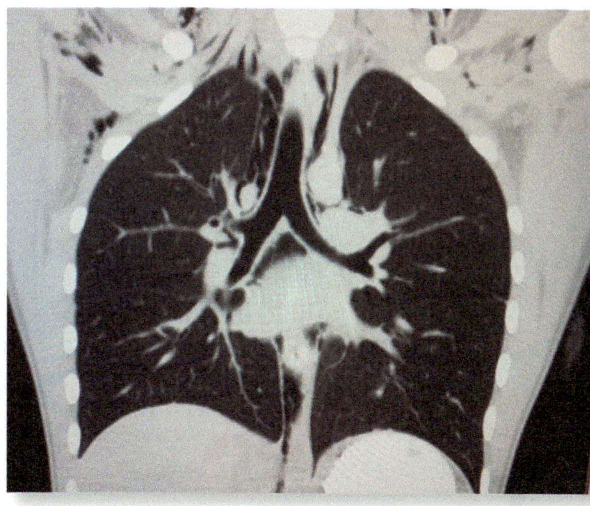

Figura 1.2. Ar dissecando estruturas do mediastino, brônquios e vasos pulmonares.

COMENTÁRIO CASO 1

Síndrome de Boerhaave, que consiste na ruptura espontânea do esôfago. Na maioria dos casos é precedida por episódios de vômitos intensos. O quadro clínico clássico é a tríade de Mackler caracterizada por dor torácica, vômitos e enfisema subcutâneo; encontrada, porém em apenas um terço dos casos. Outras manifestações são dispneia, disfagia, epigastralgia. O exame de imagem indicado para o diagnóstico é a tomografia computadorizada. O tratamento pode ser conservador, endoscópico ou cirúrgico dependendo da avaliação da lesão.

LEITURA RECOMENDADA

Blencowe NS, Strong S, Hollowood AD. Spontaneous oesophageal rupture. BMJ. 2013 May 31;346:f3095. Available from: https://doi.org/10.1136/bmj.f3095 doi: 10.1136/bmj.f3095/ PMID: 23729218.

CASO 2

Flávio E. Nácul

Paciente feminina, 82 anos, voltou a se alimentar por via oral no quinto dia de pós-operatório de cirurgia por obstrução intestinal, realizada lise de bridas. Dois dias após a reintrodução alimentar, apresentou K= 2,7 mEq/L, Mg = 1,3 mEq/L e PO4 1,6 mg/dL. Qual o seu diagnóstico?

COMENTÁRIO CASO 2

Síndrome de realimentação (SR), condição clínica que ocorre com a reintrodução da alimentação após grandes períodos de jejum ou em indivíduos gravemente desnutridos. É caracterizada por um desequilíbrio hidroeletrolítico com hipofosfatemia, hipopotassemia e hipomagnesemia, após o reinício da alimentação, que pode ser por via oral, enteral ou parenteral. A produção aumentada de insulina secundária a reintrodução da alimentação desloca para dentro da célula os íons fosforo, potássio e magnésio causando a SR.

LEITURAS RECOMENDADAS

Da Silva JSV, Seres DS, Sabino K, Adams SC, Berdahl GJ, Citty SW, et al. Parenteral Nutrition Safety and Clinical Practice. Committees, American Society for Parenteral and Enteral Nutrition. ASPEN Consensus Recommendations for Refeeding Syndrome. Nutr Clin Pract. 2020 Apr;35(2):178-195. doi: 10.1002/ncp.10474. Epub 2020 Mar 2. Erratum in: Nutr Clin Pract. 2020 Jun;35(3):584-585. PMID: 32115791.

CASO 3

Flávio E. Nácul

Paciente masculino, 70 anos, portador de câncer de pulmão tipo pequenas células procurou a emergência com sonolência importante há aproximadamente 2 semanas. Ao exame, acordado, interagindo, coerente, hidratado, sinais vitais normais sem alterações posturais. Exames mostraram sódio (Na) plasmático = 111 mEq/L e Na urinário 90 mEq/L. Qual o diagnóstico e tratamento?

COMENTÁRIO CASO 3

Trata-se de um caso de hiponatremia grave (presença de Na < 120 mEq/L e/ou clínica de hiponatremia) associada à síndrome da antidiurese inapropriada (SIAD) (hiponatremia com Na urinário > 40 mEq/l e euvolemia clínica), secundária ao câncer de pulmão. Por tratar-se de hiponatremia grave, o tratamento deve ser urgente e consiste na administração de NaCl hipertônico intravenoso (IV). Geralmente é recomendada a administração de 150 mL de NaCl a 3% IV em 20 minutos (pode ser repetido) com o objetivo de atingir a concentração de Na plasmático de 130 mEq/L. A elevação do Na plasmático não deve ser superior a 12 mEq/dia pelo risco de desmielinização osmótica, especialmente nos pacientes com hiponatremia crônica (> 48 horas de duração).

LEITURAS RECOMENDADAS

Nácul FE, Vieira JM. Disorders of Electrolytes. In: O'Donnell J., Nácul F. organizators. Surgical Intensive. Care Medicine. Springer: Cham; 2016. https://doi.org/10.1007/978-3-319-19668-8_40.

CASO 4

Flávio E. Nácul

Paciente crítico com gasometria arterial pH = 7,16; PCO_2 = 22 mmHg; PO_2 = 96 mmHg Bicarbonato = 8 mEq/L; BE = – 5,7; $SatO_2$ = 98%. (ar ambiente); Eletrólitos: Na = 135 mEq/L, Cl 117 mEq/L. Qual o distúrbio ácido-base?

COMENTÁRIO CASO 4

O paciente apresenta uma acidose metabólica (pH e bicarbonato baixos). O $PaCO_2$ é exatamente o esperado com base na fórmula de Winter ($PaCO_2$ esperado = 1,5 bicarbonato + 8 ± 2 = 18-22). O anion gap [AG = Na – (Cl + bicarbonato) = 10], é considerado normal (normal: 8-16 mEq/L), sugerindo que a acidose metabólica seja secundária a perda de bases. Os casos de acidose metabólica com anion gap aumentado geralmente são consequentes do acúmulo de ácidos (por exemplo, cetoacidose diabética, uremia) e aqueles com anion gap normal estão associados com perda de base (diarreia, fístula digestiva, acidose tubular renal).

LEITURA RECOMENDADA

Nácul FE. Distúrbios Acidobásicos e dos Eletrólitos. In: Valiatti JLS, Amaral JLG, Falcão LFR organizators. Ventilação Mecânica, Fundamentos e Prática Clínica. Rio de Janeiro: Guanabara Koogan; 2021. p. 796-802.

CASO 5

Flávio E. Nácul

Paciente 75 anos, mulher, internada em casa de repouso, com história de cardiomiopatia dilatada, doença renal crônica não dialítica e hemorragia intracerebral recente com tratamento conservador, foi encontrada no seu quarto dispneica e hipotensa. Foi levada para a emergência do hospital onde chegou com PA 90/55 mmHg, FC 122 bpm, temp 37,5°C, $SatO_2$ 98% (máscara com reservatório). Angiotomografia de tórax mostrou trombo volumoso no tronco das artérias pulmonar direita e esquerda. Ecocardiograma revelou dilatação e disfunção de ventrículo direito. Laboratório revelou aumento da troponina. Foi intubada, ventilada mecanicamente e recebeu noradrenalina. Qual a melhor conduta em relação ao tromboembolismo pulmonar (TEP)?

COMENTÁRIO CASO 5

O tratamento clássico para TEP é anticoagulação plena. Quando se tratar da forma maciça (presença de instabilidade hermodinâmica) o tratamento padrão consiste no uso de trombolíticos IV. Na presença de contra-indicações para o uso de trombolíticos (no caso, hemorragia cerebral recente), a trombectomia mecânica por via endovascular deve ser considerada.

LEITURA RECOMENDADA

Essien EO, Rali P, Mathai SC. Pulmonary Embolism. Med Clin North Am. 2019 May;103(3):549-564. doi: 10.1016/j.mcna.2018.12.013/ PMID: 30955521.

Peixoto CCS, Mrtin HS, Campos GB, Freitas B. in Lobato AC (editor). Cirurgia Endovascular e Angiologia. São Paulo-Revinter, 2018. Pags. 311-327

CASO 6

Flávio E. Nácul

Paciente feminina, 72 anos, submetida a colonoscopia para investigação de anemia, durante procedimento houve lesão local, com rotura de cólon transverso. Instabilizou, necessitando de intubação orotraqueal, ventilação mecânica, acesso venoso central e linha arterial, hidratação venosa, além de noradrenalina. Levada para o centro cirúrgico, a fim de suturar a perfuração do cólon. Procedimento realizado, prescrito ciprofloxacino e metronidazol. No pós-operatório imediato evoluiu com aumento da dose de noradrenalina e hiperlactatemia. Qual o melhor manejo?

COMENTÁRIO CASO 6

Trata-se de um choque séptico (hipotensão arterial com necessidade de vasopressor, após reposição volêmica e hiperlactatemia) de foco abdominal. O tratamento consiste em tratar a causa (corrigida cirurgicamente) além de seguir as recomendações para o tratamento do choque séptico, que incluem reposição volêmica, uso precoce de vasopressores, coleta de culturas, antibioticoterapia, dosagem do lactato e outros marcadores de oxigenação tecidual. Outras medidas são ventilação mecânica protetora, medicamentos que previnam lesão aguda de mucosa gástrica, profilaxia de trombose venosa profunda e corticoides (controverso). A monitorização hemodinâmica invasiva está indicada se o paciente não responder as medidas iniciais.

LEITURA RECOMENDADA

Singer M, Deutschman CS, Seymour CW, Shankar-Hari M, Annane D, Bauer M, et al. The Third International Consensus Definitions for Sepsis and Septic Shock (Sepsis-3). JAMA. 2016 Feb 23;315(8):801-10. Available from: https://doi.org/10.1001/jama.2016.0287 PMID: 26903338; PMCID: PMC4968574.

CASO 7

Flávio E. Nácul

Paciente feminina 36 anos, sem comorbidades, mas com história de infecções por Herpes Simplex Vírus (HSV-1) de repetição, apresentou quadro de mal-estar, febre baixa e mialgias associado a lesões cutâneas. Qual o provável diagnóstico?

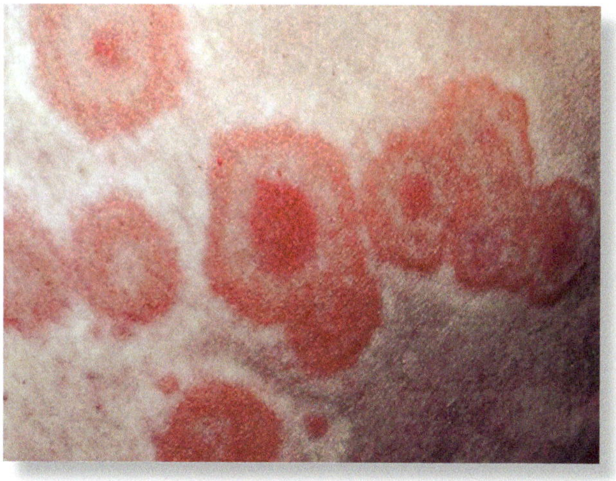

Figura 7.1.

COMENTÁRIO CASO 7

Trata-se de um quadro de eritema multiforme (EM) que se manifesta por reação cutânea inflamatória caracterizada por lesões em alvo que pode estar associada a manifestações sistêmicas. O EM geralmente é decorrente de um agente infeccioso (mais comumente HVS) ou de fármacos (fenitoína, penicilinas e anti-inflamatórios não esteroidais).

LEITURA RECOMENDADA

Sokumbi O, Wetter DA. Clinical features, diagnosis, and treatment of erythema multiforme: a review for the practicing dermatologist. Int J Dermatol. 2012 Aug;51(8):889-902. doi: 10.1111/j.1365-4632.2011.05348.x. PMID: 22788803.

CASO 8

Flávio E. Nácul

Paciente feminina, 26 anos, foi levada à emergência do hospital com dor lombar bilateral, febre e vômitos. Nega comorbidades e relata episódio recente de cistite. Exames laboratoriais: Hb 14.2 g/dL; Leuc 23.200 células/mm^3, PCR 8 mg/dL (normal < 5 mg/dL), exame de urina: proteína ++; Hb +++; nitrito +; hemácias > 50 p/c; leucócitos > 50 p/c; Tomografia Computadorizada de abdômen e pelve sem alterações. Qual o diagnóstico e tratamento?

COMENTÁRIO CASO 8

Trata-se de uma pielonefrite aguda que é mais comum em mulheres, especialmente nas grávidas. Frequentemente está associada à infecção urinária baixa prévia ou litíase provocando obstrução. O quadro clínico geralmente se manifesta por febre, mal-estar e lombalgia. O hemograma mostra leucocitose e o exame de urina é definitivamente anormal, com leucocitúria, hematúria e proteinúria. Nesta suspeita diagnóstica um exame de imagem deve ser realizado para descartar complicações como obstrução e abscessos. Após culturas, antibioticoterapia deve ser iniciada.

LEITURA RECOMENDADA

Johnson JR, Russo TA. Acute Pyelonephritis in Adults. N Engl J Med. 2018 Jan 4;378(1):48-59. doi: 10.1056/nejmcp1702758 Erratum in: N Engl J Med. 2018 Mar 15;378(11):1069. PMID: 29298155.

CASO 9

Flávio E. Nácul

Paciente masculino 16 anos com o diagnóstico de leucemia aguda foi submetido à quimioterapia com daunorubicina, vincristina e prednisolona. Aproximadamente 12 horas após o início da quimioterapia, o paciente apresentou mal-estar e dispneia aguda; seus exames mostraram pO_2 122 mmHg (ar ambiente), pH 7,21, PCO_2 31 mmHg, lactato arterial 15 mmol/l, ureia 13 mg/dL, creatinina 0.5 mg/dL, potássio 7,4 mg/dL, LDH 13,000 mg/dL, cálcio ionizado 0,8 mmol/L, PO4 6,5 mg/dL, ácido úrico 12 mg/dL. Qual o diagnóstico e tratamento?

COMENTÁRIO CASO 9

O diagnóstico é síndrome da lise tumoral que se caracteriza por maciça destruição de células tumorais (espontânea ou causada pela quimioterapia) com liberação no sangue periférico de grande quantidade de eletrólitos intracelulares e produtos do metabolismo dos ácidos nucléicos. Geralmente se manifesta por hiperuricemia, hipocalcemia, hiperpotassemia e hiperfosfatemia. Clinicamente o paciente pode apresentar náuseas, vômitos, astenia, febre, arritmias (secundárias a hiperpotassemia e hipocalcemia); convulsões e tetania (secundárias a hipocalcemia). A prevenção e tratamento incluem hidratação, alcalinização da urina e uso de rasburicase ou alopurinol para reduzir a concentração plasmática de ácido úrico. Nos casos graves estão também indicados, internação em UTI, monitorização frequente dos eletrólitos, gasometria, monitorização cardíaca contínua e acompanhamento nefrológico.

LEITURA RECOMENDADA

Howard SC, Jones DP, Pui CH. The tumor lysis syndrome. N Engl J Med. 2011 May 12;364(19):1844-54 doi: 10.1056/NEJMra0904569.

CASO 10

Flávio E. Nácul

Paciente masculino 60 anos, internou com queixas de dispneia importante após voo de 12 horas. Os exames mostraram Hb 13,1 g/dL, leucócitos 12.000 células/mm^3, plaquetas 170.000 µm/L, e gasometria arterial em ar ambiente pH 7,48, pCO_2 33 mmHg, pO_2 77 mmHg. Doppler dos membros inferiores foi negativo para trombose venosa profunda e a angiotomografia de tórax evidenciou embolia pulmonar, sendo iniciada heparina não fracionada intravenosa (IV) contínua. No sétimo dia de tratamento, o paciente apresentou dor na panturrilha direita e um novo exame de Doppler mostrou trombose venosa profunda. A nova contagem de plaquetas foi para 49.000 mm^3. Qual o diagnóstico e tratamento?

COMENTÁRIO CASO 10

A trombocitopenia induzida por heparina (HIT) é uma complicação grave da administração de heparina e se manifesta por trombose venosa ou arterial que pode ser acompanhada por isquemia de órgãos e necrose de pele e que classicamente surge após 5 dias do uso de heparina (tanto não fracionada como fracionada). Laboratorialmente se caracteriza por trombocitopenia com queda do número de plaquetas em pelo menos 50% em relação ao número basal. O exame laboratorial para reforçar o diagnóstico é o anti-PF4. O tratamento consiste em suspender imediatamente a heparina e iniciar outro anticoagulante (por exemplo, fondaparinux). Um anticoagulante oral é iniciado quando a contagem de plaquetas normalizar.

LEITURA RECOMENDADA

Warkentin TE. Heparin-induced thrombocytopenia. Curr Opin Crit Care. 2015 Dec;21(6):576-85. Available from: https://doi.org/10.1097/ doi: 10.1097/ MCC.0000000000000259. PMID: 26539932.

CASO 11

Flávio E. Nácul

Paciente feminina 35 anos, obesa, foi submetida à abdominoplastia sem intercorrências e recebeu alta hospitalar no dia seguinte. Três dias após, retornou ao hospital com mal-estar geral, náuseas, dor abdominal e redução da diurese. O exame físico revelou dor e distensão abdominal. Tomografia computadorizada de abdômen mostrou pneumatose intestinal. Os exames de laboratório revelaram Hb 13 g/dL, Leucócitos 18.000 células/mm^3, ureia 60 mg/dL, creatinina 1,7 mg/dL. A pressão intra-abdominal (PIA) era de 24 mmHg. A paciente foi submetida à cirurgia para descompressão do abdômen. No pós-operatório, diurese e função renal normalizaram. A PIA baixou para 7 mmHg. Qual foi o diagnóstico?

COMENTÁRIO CASO 11

A síndrome de hipertensão intra-abdominal (HIA) pode ser definida como uma elevação da pressão intra-abdominal (PIA) acima de 12 mmHg. A síndrome do compartimento abdominal (SCA) consiste na hipertensão abdominal associada à disfunção de órgãos (por exemplo, injuria renal aguda). A HIA é classificada em: Grau I – PIA 12–15 mmHg, Grau II – PIA 16–20 mmHg, Grau III – PIA 21–25 mmHg e Grau IV – PIA > 25 mmHg.

As principais causas são redução da complacência da parede abdominal (trauma abdominal), aumento do conteúdo do lúmem intestinal (gastroparesia, íleo metabólico), aumento do conteúdo abdominal (ascite) e síndrome do extravasamento capilar (balanço hídrico muito positivo). O tratamento consiste em combater a causa e cirurgia para descompressão nos casos de SCA.

LEITURA RECOMENDADA

Kirkpatrick AW, Roberts DJ, De Waele J, Jaeschke R, Malbrain ML, De Keulenaer B, et al. Intraabdominal hypertension and the abdominal compartment syndrome: updated consensus definitions and clinical practice guidelines from the World Society of the Abdominal Compartment Syndrome. Intensive Care Med. 2013 Jul;39(7):1190-1206. Available from: https://doi.org/10.1007/s00134-0132906-z Epub 2013 May 15. PMID: 23673399; PMCID: PMC3680657.

CASO 12

Flávio E. Nácul

Paciente com pneumonia comunitária grave, em ventilação mecânica, com noradrenalina e antibioticoterapia, apresenta TSH normal, T3 reduzido e T4 livre normal. Como interpretar estes testes da função da tireoide?

COMENTÁRIO CASO 12

Os pacientes críticos comumente apresentam a síndrome do doente eutireoideo que pode se manifestar através da síndrome do T3 baixo (TSH normal, T3 reduzido e T4 livre normal) ou síndrome do T3 e T4 baixos (TSH normal, T3 baixo e T4 livre reduzido). A síndrome do doente eutireoideo é uma adaptação à doença e não necessita de tratamento. O quadro reverte completamente quando o paciente melhora.

LEITURA RECOMENDADA

Lee S, Farwell AP. Euthyroid Sick Syndrome. Compr Physiol. 2016 Mar 15;6(2):1071-80. doi: 10.1002/cphy.c150017. PMID: 27065175.

CASO 13

Flávio E. Nácul

Paciente feminina, 64 anos, com história de dislipidemia, doença arterial coronariana e hipertensão arterial sistêmica, foi levada ao hospital por apresentar hemiplegia fasciobraquiocrural esquerda súbita, associada a disartria grave, desorientação temporal, hemihipoestesia esquerda, hemianopsia homônima esquerda, desvio do olhar conjugado, negligência tátil e visual (NIHSS = 21). Tomografia de crânio (TCC) demonstrou hipodensidade temporal e insular à direita. Angiotomografia de crânio evidenciou oclusão da arteria cerebral média direita (ACMD). Administrada alteplase, IV de 2 horas do início dos sintomas neurológicos. Transferida para setor neurointensivo, manteve o déficit neurológico. Ainda durante a infusão da alteplase, paciente foi encaminhada para angiografia de subtração digital a qual confirmou oclusão da artéria cerebral media direita.

Realizada trombectomia mecânica com recanalização da ACMD após 5 horas do início dos sintomas. Após o procedimento a paciente teve recuperação parcial dos déficits (NIHSS = 13). No acompanhamento após alta hospitalar, constatou-se que paciente não apresentava sequelas neurológicas do AVC isquêmico prévio (NIHSS = 0).

COMENTÁRIO CASO 13

A trombólise endovenosa no AVC isquêmico (AVCI) está indicada para todos os pacientes com déficit neurológico focal de início súbito e ausência de contraindicações absolutas. O início dos sintomas deve ter menos do que 4:30h de evolução e deve-se excluir hipoglicemia e presença de sangue na TCC. Deve ser utilizada a escala ASPECTS, que avalia extensão do comprometimento da artéria cerebral média e risco de sangramento com tratamento trombolítico. Subdivide-se o território da ACM em 10 regiões padronizadas, avaliadas em 2 cortes da TCC, e a pontuação pode variar de 0 a 10, através da identificação das áreas de hipodensidade. O valor de 10 corresponde a normalidade sendo que a trombólise venosa está contraindicada em ASPECT menor do que sete. A trombectomia mecânica é a terapêutica indicada para pacientes com AVCI agudo que apresentem oclusão de artéria carótida interna ou artéria cerebral média proximal (M1) com até 24 horas de ictus; em casos tratados ou não com trombólise previamente.

LEITURAS RECOMENDADAS

Peisker T, Koznar B, Stetkarova I, Widimsky P. Acute stroke therapy: A review. Trends CardiovascMed. 2017 Jan;27(1):59-66. Available from: https://doi.org/10.1016/j.tcm.2016.06.009. doi: 10.1016/j.tcm.2016.06.009. Epub 2016 Jun 24. PMID: 27471112.

Nogueira RG, Jadhav AP, Haussen DC, Bonafe A, Budzik RF, et al. DAWN Trial Investigators. Thrombectomy 6 to 24 Hours after Stroke with a Mismatch between Deficit and Infarct. N Engl J Med. 2018 Jan 4;378(1):11-21. doi: 10.1056/NEJMoa1706442. Epub 2017 Nov 11. PMID: 29129157.

Pexman JH, Barber PA, Hill MD, Sevick RJ, Demchuk AM, Hudon ME, Hu WY, Buchan AM. Use of the Alberta Stroke Program Early CT Score (ASPECTS) for assessing CT scans in patients with acute stroke. AJNR Am J Neuroradiol. 2001 Sep;22(8):1534-42. PMID: 11559501; PMCID: PMC7974585.

CASO 14

Flávio E. Nácul

Paciente masculino 18 anos, sem comorbidades, poucas horas após procedimento dentário, quando recebeu anestésicos locais, evoluiu com mal-estar, redução do nível de consciência e cianose. Chegou na emergência com $SatO_2$ 60% e foi imediatamente intubado e colocado em ventilação mecânica sem melhora da cianose. Qual a sua hipótese diagnóstica?

COMENTÁRIO CASO 14

Trata-se de um caso de meta-hemoglobinemia por anestésicos locais. Meta-hemoglobinemia é uma condição clínica caracterizada pela presença do ferro da molécula da hemoglobina oxidado, com pouca capacidade de transportar oxigênio. Pode ser congênita ou secundária a drogas como a lidocaína (e outros anestésicos locais), cloroquina, dapsona, nitratos e fenitoína. O nível fisiológico de meta-hemoglobinemia no sangue é < 2%. Concentrações até 20% são bem toleradas. Acima de 20% aparecem os sintomas que incluem dispneia, taquipneia, náuseas e vômitos, associado a quadro de agitação e confusão mental, evoluindo rapidamente com rebaixamento do nível de consciência e coma. O sangue do paciente é marrom achocolatado. A saturação de O_2 no oxímetro é falsamente elevada. O tratamento básico é remover o agente causador e administrar o azul de metileno, um antídoto específico.

LEITURA RECOMENDADA

Cefalu JN, Joshi TV, Spalitta MJ, Kadi CJ, Diaz JH, Eskander JP,et al. Methemoglobinemia in the Operating Room and Intensive Care Unit: Early Recognition, Pathophysiology, and Management. Adv Ther. 2020 May;37(5):1714-1723. Available from: https://doi.org/10.1007/s12325-020-01282-5. Epub 2020 Mar 19. PMID: 32193811; PMCID: PMC7467467.

CASO 15

Felipe K. Pereira

Paciente feminina 48 anos que faz uso de fluoxetina cronicamente além de medicação anti-hipertensiva, foi levada à emergência com quadro de agitação, sudorese, midríase, FC 111 bpm, PA 166/101 mmHg, tremores e febre (38,5ºC). Ao exame apresentava hiperreflexia e clónus. Qual a sua hipótese diagnóstica?

COMENTÁRIO CASO 15

Paciente usuária crônica de fármaco inibidor da recaptação da serotonina apresenta sinais de síndrome serotoninérgica que inclui manifestações neuromusculares (tremores, clonus, mioclonia, rigidez muscular), autonômicas (náuseas, vômitos, hipertensão, taquicardia, rubor facial, midríase, febre) e alterações do estado mental (confusão, agitação, rebaixamento da consciência). Deve-se suspender a medicação e ofertar suporte clínico.

LEITURA RECOMENDADA

Temporelli PL, Boccanelli A, Desideri G, Faggiano P, Mora G, Oliva F, et al. Sindrome serotoninergica: perché anche il cardiologo la dovrebbe conoscere (e temere) [The serotonin syndrome: why should cardiologists be aware and scared of it]. G Ital Cardiol (Rome). 2015 Jan;16(1):34-43. Italian. Available from: https://doi.org/10.1714/1776.19248. PMID: 25689750.

CASO 16

Felipe K. Pereira

Paciente masculino 28 anos, com história de epilepsia bem controlada com carbamazepina, levado à emergência após várias crises convulsivas tônico-clônicas generalizadas nas últimas horas. Ao chegar no hospital apresentou nova crise e recebeu diazepam intravenoso com boa resposta. Poucos minutos depois, antes de recuperar a consciência, apresentou nova crise e mais uma vez foi tratado com diazepam IV. Iniciado bolus de fenitoína e instalado eletroencefalograma (EEG) contínuo após o paciente ser encaminhado para a unidade neuro-intensiva. Apresentou novas crises clínicas nos minutos seguintes. Qual a sua conduta?

COMENTÁRIO CASO 16

O paciente apresenta status epilepticus (SE) que por definição trata-se de crise epiléptica contínua com duração superior a 30 minutos ou crises sequenciais sem recuperação da consciência entre elas. No entanto, para fins práticos e para evitar atrasos no tratamento e evitar um status epilepticus refratário, usamos a definição de crise com duração superior a 5 minutos e/ou mais de duas crises seguidas sem recuperação de consciência entre elas. A conduta inicial é abortar a crise com benzodiazepínico e iniciar droga antiepiléptica (DAE) intravenosa, sendo a fenitoína a de maior disponibilidade. Em seguida, deve ser investigada a causa da crise atual. Avaliar presença de infecção, se houve ajuste de medicação recente ou se o paciente deixou de tomar alguma dose, se houve privação de sono, jejum prolongado e também se há uma lesão encefálica estrutural. O paciente deve ser internado em uma UTI, preferencialmente em uma unidade neuro-intensiva, e ser monitorizado com EEG contínuo. Podem ser associadas outras DAEs (levetiracetam, lacosamida, lamotrigina, ácido valpróico, fenobarbital, carmabazepina, oxcarbazepine) de acordo com a disponibilidade na unidade e da via de administração disponível (IV ou SNE). A fim de otimizar o controle das crises, drogas de infusão contínua podem ser acrescentadas de acordo com a familiaridade da equipe com as mesmas. Propofol e midazolam são as mais indicadas pela rápida resolução das crises. Frequentemente é necessária intubação traqueal e ventilação mecânica.

LEITURA RECOMENDADA

Betjemann JP, Lowenstein DH. Status epilepticus in adults. Lancet Neurol. 2015 Jun;14(6):615-24. Available from: https://doi.org/101016/S1474-4422(15)00042-3. Epub 2015 Apr 20. PMID: 25908090.

CASO 17

Felipe K. Pereira

Paciente masculino 78 anos, internou no hospital por pneumonia comunitária grave. Recebeu azitromicina e amoxicilina com clavulanato. Nos dias seguintes de internação, apresentou piora dos marcadores inflamatórios (aumento da contagem de leucócitos e da PCR) e evolui para insuficiência respiratória aguda com necessidade de ventilação mecânica. Seu antibiótico foi trocado para tazobactam com piperacilina. Após 4 dias, apresentou melhora clínica e laboratorial e foi extubado. Evoluiu com quadro de diarreia, febre e nova piora dos parâmetros inflamatórios. Inverstigação com tomografias do seio da face, tórax e abdômen foram normais. Qual a sua conduta diagnóstica em relação ao quadro?

COMENTÁRIO CASO 17

Em todo paciente com história recente de uso de múltiplos antibióticos, que evolui com diarreia, especialmente se associada a febre, deve-se suspeitar de colite pseudomembranosa. Além de exames de fezes e coprocultura, solicitar toxinas para Clostridium difficile nas fezes. Se clinica compatível e diagnóstico laboratorial, que pode ser feita a partir da detecção da toxina (toxinas A e B) ou detecção do organismo; o tratamento sugerido é vancomicina oral ou metronidazol.

LEITURA RECOMENDADA

Lim SC, Knight DR, Riley TV. Clostridium difficile and One Health. Clin Microbiol Infect. 2020 Jul;26(7):857863. Available from: https://doi.org/10.1016/j.cmi 2019.10.023. Epub 2019 Nov 1. PMID: 31682985.

CASO 18

Felipe K. Pereira

Paciente masculino 19 anos, portador Covid-19, apresentou febre de 39ºC, icterícia e hepatoesplenomegalia. Os exames de laboratório mostravam pancitopenia, aumento das transaminases, alargamento dos tempos de coagulação e aumento importante da ferritina. Qual a sua hipótese diagnóstica?

COMENTÁRIO CASO 18

Provável síndrome de ativação macrofágica (SAM), também conhecida por linfo-histiocitose hemofagocítica, caracterizada pela produção maciça de citocinas pró-inflamatórias. Pode ser desencadeada por infecções, neoplasias e doenças reumatológicas. Caracteriza-se por febre alta, hepatoesplenomegalia e sangramentos, podendo evoluir para insuficiência hepática aguda, coagulação intravascular disseminada e falência de múltiplos órgãos. Laboratorialmente o paciente apresenta anemia, leucopenia, plaquetopenia, hipofibrinogenemia, aumento dos tempos de coagulação e ferritina > 500 ng/mL (normal: 30 a 300 ng/mL). O exame da medula óssea (MO) mostra hemofagocitose (numerosos macrófagos fagocitando elementos hematopoiéticos na MO). O tratamento inclui o uso de dexametasona e quimioterápicos.

LEITURA RECOMENDADA

Ramos-Casals M, Brito-Zerón P, López-Guillermo A, Khamashta MA, Bosch X. Adult haemophagocytic syndrome. Lancet. 2014 Apr 26;383(9927):1503-1516. doi: 10.1016/S0140-6736(13)61048-X. Epub 2013 Nov 27. Erratum in: Lancet. 2014 Apr 26;383(9927):1464. PMID: 24290661.

CASO 19

Marcelo Assad

Paciente de 32 anos, encaminhado pelo dermatologista pela presença de lesões cutâneas compatíveis com xantomas, apresentava no seu perfil lipídico colesterol total de 422 mg/dL e LDL 296 mg/dL. Qual a hipótese diagnóstica?

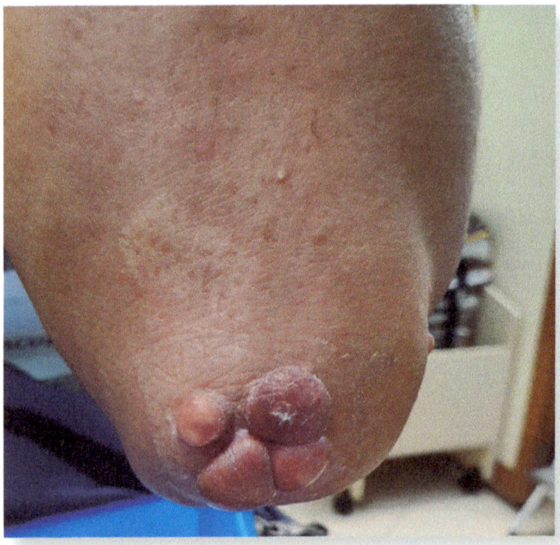

Figura 19.1. Observe a presença de xantomas.

COMENTÁRIO CASO 19

Trata-se de paciente jovem com lesões dermatológicas típicas de xantomas por depósito de colesterol, confirmados por níveis muito elevados de colesterol. Nestes casos o diagnóstico de hipercolesterolemia familiar (HF) é o mais provável, este diagnóstico é clínico e existem vários escores para auxiliar no diagnóstico. Dentre os escores clínicos para HF disponíveis, destaca-se o escore de Dutch Lipid Clinic Network, *mais utilizado em nosso meio. Além dos escores clínicos, o teste genético para HF é uma ferramenta útil, porém não obrigatória, na confirmação de casos suspeitos e no rastreamento de familiares dos casos-índice confirmados.*

LEITURAS RECOMENDADAS

Faludi AA, Izar MCO, Saraiva JFK, Chacra APM, Bianco HT, Afiune A Neto, et al. Sociedade Brasileira de Cardiologia. Atualização da Diretriz Brasileira de Dislipidemias e Prevenção da Aterosclerose. Arq Bras Cardiol. 2017;109(2 Suppl 1):1-76.

Santos RD, Gagliardi AC, Xavier HT, Casella Filho A, Araújo DB, Cesena FY, et al. Sociedade Brasileira de Cardiologia. I Diretriz Brasileira de Hipercolesterolemia Familiar (HF). Arq Bras Cardiol. 2012;99(2 Suppl 2):1-28.

CASO 20

Marcelo Assad

Paciente feminina 48 anos, portadora de hipertensão arterial sistêmica, dislipidemia e diabetes mellitus não insulino-dependente, com história de angioplastia coronariana de artéria descendente anterior (ACDA) com stent farmacológico há 6 meses, em uso de rosuvastatina 40 mg e ezetimiba 10 mg apresenta o seguinte resultado laboratorial: Colesterol total 228 mg/dL, HDL 42 mg/dL, LDL 163 mg/dL e triglicérides 160 mg/dL. Qual tratamento deveria ser discutido com o paciente para ser adicionado?

COMENTÁRIO CASO 20

Paciente de muito alto risco de eventos cardiovasculares, em uso de uma estatina de alta potência já associado ao ezetimiba mantendo níveis de LDL muito acima do alvo terapêutico (50 mg/dL). Neste caso a associação do agentes inibidores da PCSK9 é a estratégia terapêutica ideal.

LEITURAS RECOMENDADAS

Sabatine MS, Giugliano RP, Keech A, Honarpour N, Wang H, Liu T, et al. Rationale and design of the Further cardiovascular OUtcomes Research with PCSK9 Inhibition in subjects with Elevated Risk trial. Am Heart J. 2016; 173:94-101.

Faludi AA, Izar MCO, Saraiva JFK, Chacra APM, Bianco HT, Afiune A Neto, et al. Sociedade Brasileira de Cardiologia. Atualização da Diretriz Brasileira de Dislipidemias e Prevenção da Aterosclerose. Arq Bras Cardiol. 2017;109(2 Suppl 1):1-76.

CASO 21

Marcelo Assad

Paciente de 62 anos em consulta ambulatorial refere mialgia intensa em cintura pélvica e membros. Em uso de losartana 100 mg/dia, aspirina 100 mg/dia e atorvastatina 20 mg/dia, relata que já havia apresentado estes sintomas em outras duas oportunidades com o uso de sinvastatina e rosuvastatina. Trazia exame laboratorial com perfil lipídico dentro dos alvos e creatinofosfoquinase CPK 680 mg/dL (valor normal < 200 mg/dL). Qual a hipótese diagnóstica?

COMENTÁRIO CASO 21

Trata-se de um paciente com o diagnóstico de intolerância às estatinas com miosite (mialgia com aumento da CPK). Mais frequentemente, as queixas musculares ocorrem sem elevação substancial da CPK. O objetivo mais importante na presença de tais sintomas é diferenciar sua tolerabilidade, pois seu impacto pode variar muito entre indivíduos, especialmente naqueles com comorbidades como hipotireoidismo, doenças do colágeno, fibromialgia e outras. Na presença de sintomas intoleráveis e elevação da CPK, a suspensão da estatina é recomendada. Queixas musculares em pacientes usando estatinas sugerem SMRE que devem levar o médico a solicitar a dosagem da concentração de CPK sérica.

Tabela 21.1. Critérios diagnósticos para intolerância a estatinas

Farmacológico (I)	Sintomático (II)	Etiológico (III)
(Ia) A incapacidade em tolerar pelo menos duas estatinas em qualquer dose, OU (Ib) A incapacidade em tolerar aumento da dose acima dos máximos diários de rosuvastatina 5 mg; atorvastatina 10 mg; simvastatina 20 mg; pravastatina 20 mg; lovastatina 20 mg; ou fluvastatina 40 mg	(IIa) Sintomas musculares intoleráveis (dor muscular, fraqueza ou câimbras, mesmo com creatinoquinase normal ou pouco alterada) OU (IIb) Miopatia grave (SMRE 4)	(IIIa) Relação temporal plausível (0-12 semanas) com a introdução da estatina, aumento de dose ou introdução de droga competidora pela via de metabolização, E/OU (IIIb) Melhora dos sintomas ou resolução com a descontinuação da estatina (habitualmente em 2 a 4 semanas), E (IIIc) Com piora em menos de 4 semanas conseguinte à nova exposição (rechallenge)

Tabela 21.2. Classificação para os sintomas musculares relacionados às estatinas (SMRE)

Classificação	Fenótipo	Incidência	Definição
SMRE 0	Aumento assintomático de CK 1 a 4 vezes o LSN	1,5-26%	Ausência de sintomas musculares
SMRE 1	Mialgia tolerável	190/100 mil pacientes-ano	Sintomas musculares sem elevação de CK ou assintomático com elevação < 7 vezes o LSN
SMRE 2	Mialgia intolerável	30-260/100 mil pacientes-ano	Sintomas musculares, CK < 7 vezes o LSN; melhora completa após a descontinuação
SMRE 3	Miopatia	5/100 mil pacientes-ano	Elevação da CK > 7 vezes, mas < 10 vezes o LSN, com ou sem sintomas, com resolução completa após a descontinuação
SMRE 4	Miopatia grave	140/100 mil pacientes-ano	Elevação da CK > 7 vezes mas < 50 vezes o LSN, com sintomas musculares, e resolução completa após a descontinuação
SMRE 5	Rabdomiólise	0,1-8,4/100 mil pacientes-ano	Elevação da CK > 10 vezes e disfunção renal com sintomas musculares, ou CK > 50 vezes o LSN
SMRE 6	Miosite necrotizante autoimune	0,01-0,3/100 mil pacientes-ano	Anticorpos anti-HMGCR, HMGCR expressa em biópsias musculares, resolução incompleta após descontinuação

Critérios numéricos e definição adaptados de Afirevic et al. 512 e American College of Cardiology/ American Heart Association/National Heart, Lung, and Blood Institute Clinical Advisory Board.106 CK: creatinoquinase; LSN: limite superior da normalidade; HMGCR: 3-hidroxi-3-metil-glutaril coenzima A redutase.

LEITURAS RECOMENDADAS

Faludi AA, Izar MCO, Saraiva JFK, Chacra APM, Bianco HT, Afiune A Neto, et al. Sociedade Brasileira de Cardiologia. Atualização da Diretriz Brasileira de Dislipidemias e Prevenção da Aterosclerose. Arq Bras Cardiol. 2017;109(2 Suppl 1):1-76.

Stone NJ, Robinson J, Lichtenstein AH, Goff DC Jr, Lloyd-Jones DM, Smith SC Jr, et al. ACC/AHA Cholesterol Guideline Panel. Treatment of blood cholesterol to reduce atherosclerotic cardiovascular disease risk in adults: synopsis of the 2013 ACC/AHA cholesterol guideline. Ann Intern Med. 2014;160(5):339-43.

CASO 22

Marcelo Assad

Paciente de 40 anos, masculino, deu entrada na sala de emergência com dor abdominal de forte intensidade em barra, acompanhada de êmese. Relata ser o terceiro episódio com os mesmos sintomas. À ectoscopia, chamava a atenção presença de lesão cutânea no braço esquerdo (Figura 22.1). Nos exames laboratoriais apresentava lipase de 960 mg/dL e triglicérides de 1.200 mg/dL. USG abdominal mostrava vesícula normal. Qual a hipótese diagnóstica e provável etiologia?

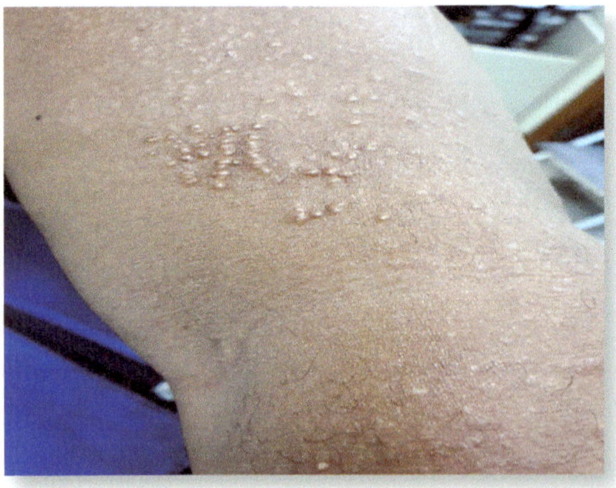

Figura 22.1.

COMENTÁRIO CASO 22

Trata-se de um caso de pancreatite aguda por hipertrigliceridemia grave. Deve-se reforçar as medidas não farmacológicas que são importantes nos casos de hipertrigliceridemia, que incluem: dieta pobre em açúcares e carboidratos, redução do peso corporal, redução da ingestão alcoólica e de gorduras saturadas, além da incorporação de atividade física regular. Caso estas taxas estejam acima de 500 mg/dL, deve-se iniciar o tratamento com um fibrato, adicionando-se, se necessário, ácido nicotínico e/ou ômega 3.

LEITURAS RECOMENDADAS

Faludi AA, Izar MCO, Saraiva JFK, Chacra APM, Bianco HT, Afiune A Neto, et al. Sociedade Brasileira de Cardiologia. Atualização da Diretriz Brasileira de Dislipidemias e Prevenção da Aterosclerose. Arq Bras Cardiol. 2017;109(2 Suppl 1):1-76.

Jun M, Foote C, Lv J, Neal B, Patel A, Nicholls SJ, et al. Effects of fibrates on cardiovascular outcomes: a systematic review and meta-analysis. Lancet. 2010;375(9729):1875-84.

CASO 23

Marcelo Assad

Paciente de 86 anos, feminina, dá entrada na sala de emergência com quadro de torpor, hemiplegia fasciobraquiocrural esquerda desde o momento que acordou. É portadora de hipertensão arterial sistêmica, dislipidemia e fibrilação atrial permanente, fazendo uso de enalapril 20 mg/dia, anlodipino 10 mg/dia, clopidogrel 75 mg/dia e sinvastatina 20 mg/dia. Qual a hipótese diagnóstica e provável etiologia?

COMENTÁRIO CASO 23

Trata-se de paciente com quadro de AVC isquêmico de etiologia cardioembólica secundário a fibrilação atrial, não estava em uso de anticoagulação a despeito do seu CHA2DS2-VASc Score ser elevado (escore = 4). Seu risco de AVC por ano era de 4.8% e 6,7% de AVC/AIT/embolização sistêmica.

LEITURAS RECOMENDADAS

January CT, Wann LS, Calkins H, Chen LY, Cigarroa JE, Cleveland JC Jr, Ellinor PT, et al. AHA/ACC/HRS Focused Update of the 2014 AHA/ACC/HRS Guideline for the Management of Patients With Atrial Fibrillation: A Report of the American College of Cardiology/ American Heart Association Task Force on Clinical Practice Guidelines and the Heart Rhythm Society in Collaboration With the Society of Thoracic Surgeons. Circulation. 2019 Jul 9;140(2): e125-e151. doi: 10.1161/CIR.0000000000000665. Epub 2019 Jan 28. Erratum in: Circulation. 2019 Aug 6;140(6): e285. PMID: 30686041.

Joundi RA, Cipriano LE, Sposato LA, Saposnik G. Stroke Outcomes Research Working Group. Ischemic Stroke Risk in Patients With Atrial Fibrillation and CHA2DS2-VASc Score of 1: Systematic Review and Meta-Analysis. Stroke. 2016 May;47(5):1364-7. doi: 10.1161/STROKEAHA.115.012609. Epub 2016 Mar 29. PMID: 27026630.

CASO 24

Marcelo Assad

Paciente de 62 anos, portador de hipertensão arterial sistêmica, diabete melito e fibrilação atrial (FA) paroxística deu entrada na sala de emergência após acidente automobilístico com politrauma (fratura de fêmur esquerdo e trauma hepático), necessitando de intervenção cirúrgica de emergência. Faz uso de anticoagulantes orais diretos – DOAC (dabigatrana 300 mg/dia). Como minimizar o risco hemorrágico deste paciente?

COMENTÁRIO CASO 24

Trata-se de paciente vítima de politrauma necessitando de intervenção cirúrgica emergencial em uso de anticoagulante para prevenção de eventos embólicos pela FA. A dabigatrana apresenta um reversor específico de ação imediata chamado Idarucizumabe, que deve ser administrado assim que possível para minimizar o risco hemorrágico clínico e cirúrgico.

LEITURAS RECOMENDADAS

Eikelboom JW, Quinlan DJ, van Ryn J, Weitz JI. Idarucizumab: The Antidote for Reversal of Dabigatran. Circulation. 2015 Dec 22;132(25):2412-22. doi: 10.1161/CIRCULATIONAHA.115.019628. PMID: 26700008.

Gottlieb M, Khishfe B. Idarucizumab for the Reversal of Dabigatran. Ann Emerg Med. 2017 May;69(5):554-558. doi: 10.1016/j.annemergmed.2016.11.025. Epub 2017 Jan 19. PMID: 28110992.

CASO 25

Marcelo Assad

Paciente de 72 anos, feminina, portadora de hipetensão arterial sistêmica, dislipidemia e fibrilação atrial (FA) permanente, é internada com dor torácica típica. Ao eletrocardiograma apresentava ritmo de FA com resposta ventricular controlada e infradesnivelamento do segmento ST em parede anterior (Figura 25.1). Já na primeira dosagem de troponina apresentou um valor 6x maior do que a referência laboratorial. Em uso de ramipril 5 mg/dia, metoprolol 50 mg/dia, rosuvastatina 10 mg/dia e apixabana 10 mg/dia ambulatorialmente. Internada na UCI, foi submetida a cineangiocoronariografia após 24 h, e a implante de 2 *stents* na artéria descendente anterior. Como manejar a terapêutica antiagregante e anticoagulante desta paciente?

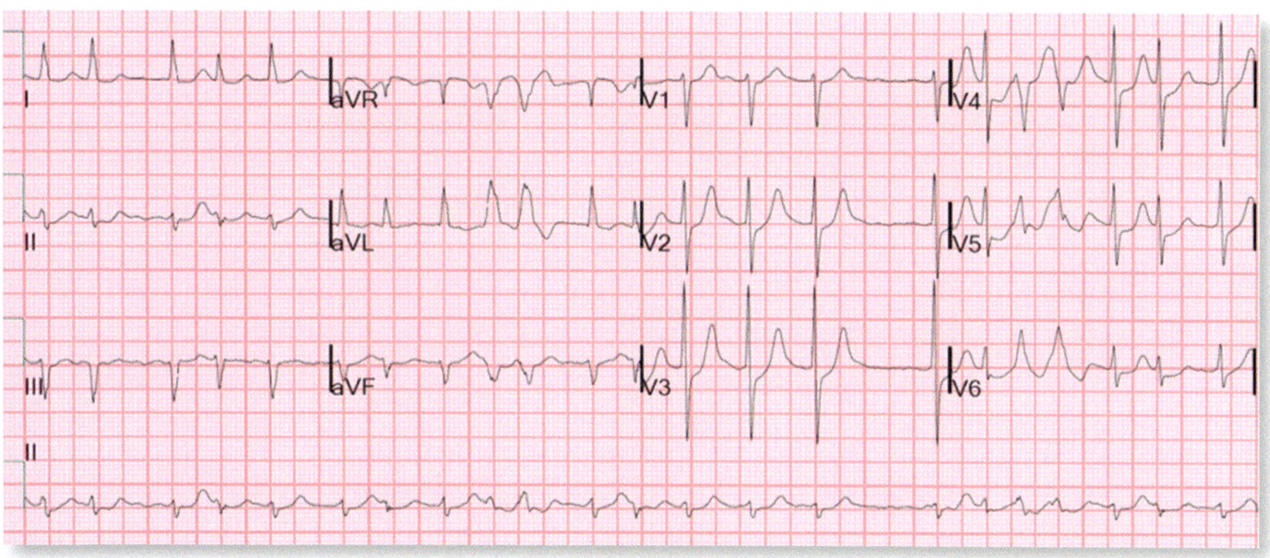

Figura 25.1.

COMENTÁRIO CASO 25

A combinação de FA com doença arterial coronariana aguda é frequente, levando à necessidade de se associar um ou dois antiagregantes ao anticoagulante que já está sendo utilizado devido à FA. Apesar do aumento do risco de hemorragia, existe o risco de trombose após a colocação do stent, justificando a associação na maior parte dos pacientes. O que definirá a terapia dupla ou tripla e a duração das mesmas é o risco hemorrágico e o tipo de evento que motivou a angioplastia coronária (IAM, angina instável ou procedimento eletivo). Uma possibilidade é utilizar os inibidores da P2Y12 (preferentemente o clopidogrel) associado aos anticoagulantes orais diretos.

LEITURAS RECOMENDADAS

Angiolillo DJ, Goodman SG, Bhatt DL, Eikelboom JW, Price MJ, Moliterno DJ, et al. Antithrombotic Therapy in Patients With Atrial Fibrillation Treated With Oral Anticoagulation Undergoing Percutaneous Coronary Intervention: A North American Perspective-2018 Update. Circulation. 2018 Jul 31;138(5):527-536. doi: 10.1161/CIRCULATIONAHA.118.034722. PMID: 30571525.

Lopes RD, Hong H, Harskamp RE, Bhatt DL, Mehran R, Cannon CP, et al. Safety and Efficacy of Antithrombotic Strategies in Patients With Atrial Fibrillation Undergoing Percutaneous Coronary Intervention: A Network Meta-analysis of Randomized Controlled Trials. JAMA Cardiol. 2019 Aug 1;4(8):747-755. doi: 10.1001/jamacardio.2019.1880. PMID: 31215979; PMCID: PMC6584885.

CASO 26

MF Baylão da Silveira

Homem, 45 anos, sem comorbidades conhecidas, porém, sem acompanhamento médico preventivo de rotina. Há aproximadamente 1 mês, iniciou quadro de edema em membros inferiores, leve distensão abdominal associada a dor localizada em hipocôndrio direito e dispneia progressivamente pior aos esforços. Hoje, apresentou palpitações e desconforto torácico durante o banho, o que o motivou a procurar atendimento médico. Ao exame físico, apresenta ritmo cardíaco irregular, com FC de cerca de 110 bpm; PA: 110/60 mmHg; FR: 20 irpm; SO_2 de 99%. É observada turgência de jugular e edema simétrico de membros inferiores 3+/4+. Ao exame abdominal, sinais de ascite e hepatomegalia. Eletrocardiograma revela fibrilação atrial com complexos QRS de baixa voltagem, sem outras alterações relevantes. É submetido a ecocardiograma transtorácico, que revelou:

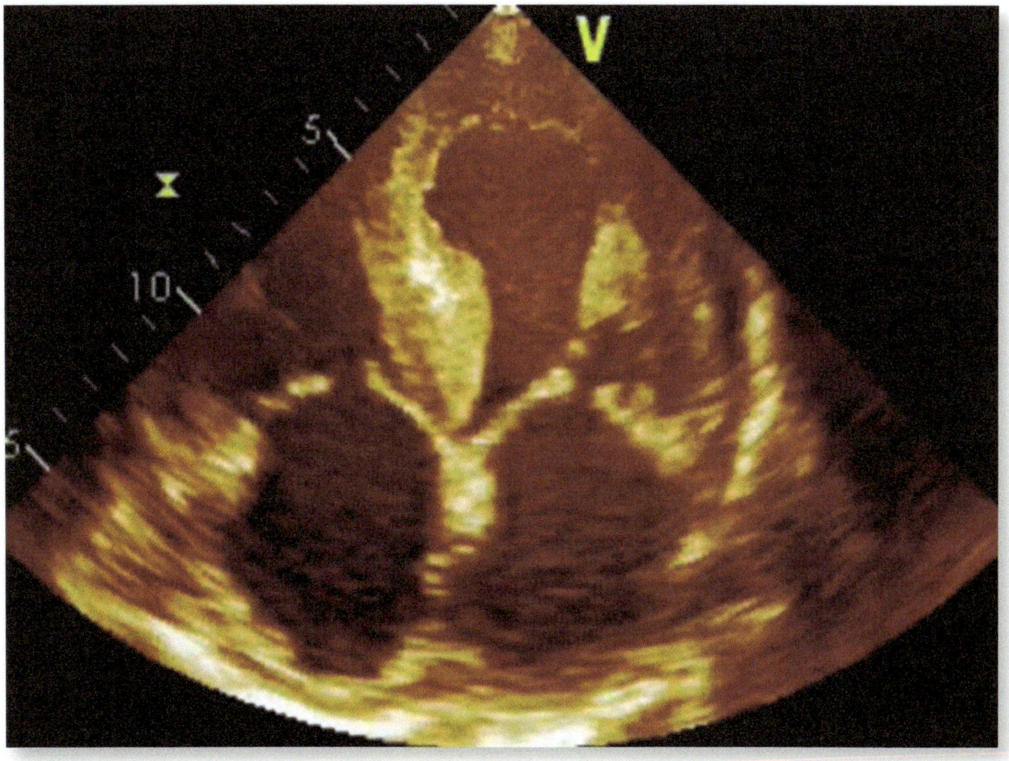

Imagem gentilmente cedida pelo Dr. Arnaldo Rabischoffsky.

Figura 26.1. Ecocardiograma transtorácico bidimensional – corte apical 4 câmaras.

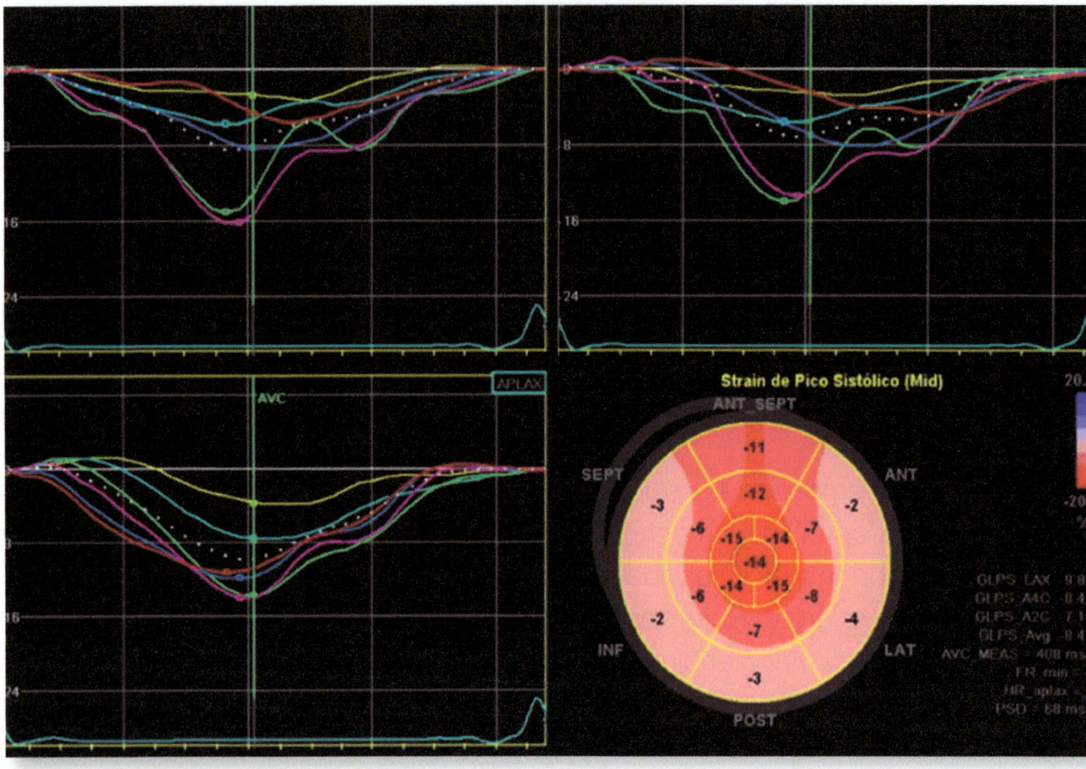

Imagem gentilmente cedida pelo Dr. Arnaldo Rabischoffsky.

Figura 26.2. Representações gráficas das curvas de deformação longitudinal (*strain* longitudinal) do ventriculo esquerdo. referentes aos cortes apical 4 câmaras, apical 2 câmaras e apical 3 câmaras, e no modelo mapa polar (*Bull's Eye*).

A partir da história clínica e achados ecocardiográficos iniciais, qual a hipótese diagnóstica mais provável?

COMENTÁRIO CASO 26

A Figura 26.1 demonstra ventrículos de tamanhos normais com paredes espessadas de aspecto brilhante e átrios aumentados. A Figura 26.2 revela a diminuição do "strain" com um padrão de apresentação que poupa o ápice do ventrículo esquerdo. Os valores de strain são menos alterados no ápice (região mais central e em vermelho mais intenso do mapa polar) e mais alterados nos segmentos médio-basais (região mais periférica do mapa polar). Essa combinação de achados sugere a hipótese diagnóstica de amiloidose cardíaca.

A amiloidose cardíaca é a causa mais comum de cardiomiopatia infiltrativa. Ela se estabelece a partir do depósito de proteína amiloide no tecido cardíaco, é invariavelmente progressiva e apresenta prognóstico reservado. Em linhas gerais, a amiloidose cardíaca se manifesta clinicamente através de 4 síndromes cardiovasculares que se sobrepõem: cardiomiopatia restritiva, insuficiência cardíaca sistólica, hipotensão ortostática e distúrbios do sistema de condução.

Dentre elas, a apresentação clínica mais comum é a cardiomiopatia restritiva. Nesse cenário, encontram-se os clássicos achados da fisiologia restritiva de enchimento do ventrículo esquerdo, provocada pelo aumento da rigidez diastólica da câmara cardíaca. Predominam sinais e sintomas relacionados ao acometimento do coração direito, como edema periférico, hepatomegalia e elevação da pressão venosa jugular. Observa-se ainda frequente intolerância ao esforço físico, que resulta da dificuldade em aumentar o débito cardíaco durante o aumento da frequência cardíaca, devido à restrição ao enchimento diastólico. Fraqueza, dispneia e, menos frequentemente, dor torácica, também são relatadas. Os sinais ecocardiográficos que sugerem amiloidose são:

- *Aumento acentuado da espessura parietal ventricular associado a textura miocárdica com aspecto brilhante e granular, que representa o processo infiltrativo.*
- *"Apical sparing": O "strain" longitudinal é um marcador de função sistólica que se altera mais precocemente do que a fração de ejeção. A sua redução é um dos primeiros sinais de amiloidose cardíaca. Nesse cenário, a redução do* strain *se apresenta com um padrão característico conhecido como "apical sparing" (encontra-se menos alterado no ápice e mais alterado nas regiões médio-basais). Esse comportamento característico tem alta sensibilidade (93%) e especificidade (82%) e provou ser útil na diferenciação entre amiloidose cardíaca e outros causas de hipertrofia ventricular esquerda.*

LEITURAS RECOMENDADAS

Falk RH: Diagnosis and management of the cardiac amyloidoses. Circulation 112: 2047-2060, 2005.

Phelan D, Collier P, Thavendiranathan P, et al. Relative apical sparing of longitudinal strain using two-dimensional speckle-tracking echocardiography is both sensitive and specific for the diagnosis of cardiac amyloidosis. Heart 2012; 98:1442.

CASO 27

MF Baylão da Silveira

Mulher, 39 anos, apresenta ao longo do último mês quadro de perda ponderal não intencional de 2,5 Kg, fadiga e mal-estar. Relata que durante este período apresentou 3 episódios de síncope, que ela correlacionou à "fraqueza" que tem sentido. Há 5 dias, iniciou quadro de febre, que a motivou a procurar atendimento médico. Exames laboratoriais de sangue, eletrocardiograma e radiografia de tórax não evidenciavam alterações relevantes. Devido à janela acústica inadequada ao ecocardiograma transtorácico, foi submetida a ecocardiograma transesofágico, que apresentou a seguinte imagem:

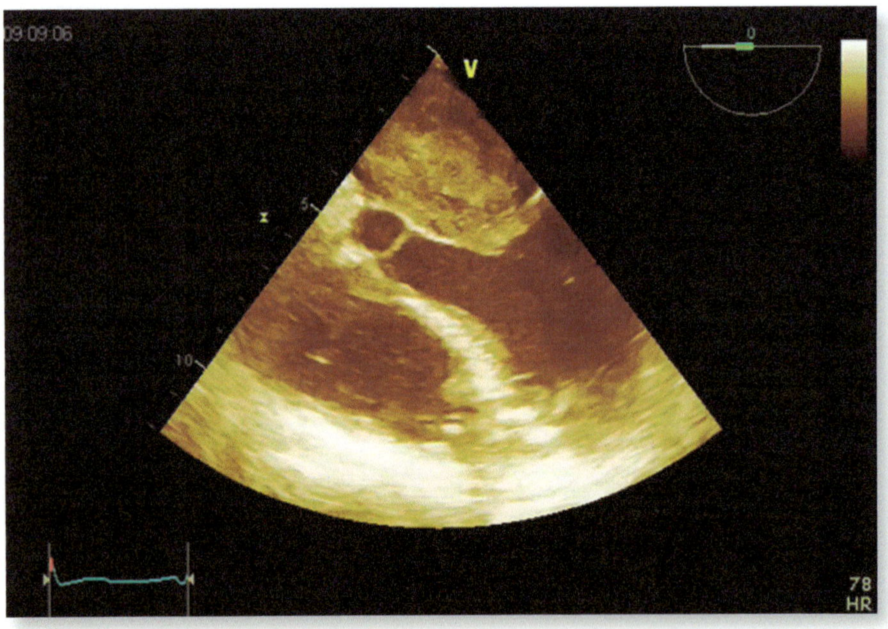

Imagem gentilmente cedida pelo Dr. Arnaldo Rabischoffsky.

Figura 27.1. Ecocardiograma transesofágico – corte do esôfago médio 5 câmaras.

Frente à história clínica e o achado ecocardiográfico, qual é o diagnóstico provável e conduta?

COMENTÁRIO CASO 27

Trata-se de provável mixoma atrial, que é o tumor cardíaco primário benigno mais comum, seguido dos lipomas e fibroelastomas. Em cerca de 80% dos casos, esse tumor se apresenta no átrio esquerdo (AE), como o apresentado na Figura 27.1. As características ecocardiográficas que sugerem mixoma são: forma pedunculada, sítio de aderência no septo interatrial e seu aspecto heterogêneo. Mixomas se diferenciam de lipomas e rabdomiossarcomas, que poderiam ser considerados no diagnóstico diferencial, pois os últimos costumam se infiltrar na parede do miocárdio. O trombo atrial, outro diagnóstico diferencial, apresenta aspecto em camadas e costuma se localizar na parede posterior do átrio. A variedade dos sintomas é dependente do tamanho, localização e mobilidade do mixoma. Suas manifestações clínicas mais comuns são sintomas relacionados à insuficiência cardíaca obstrutiva e síncope, seguidos de eventos embólicos (acidente vascular cerebral e ataque isquêmico transitório, quando o mixoma é localizado no AE, e embolia pulmonar, quando o mixoma se apresenta no átrio direto), além de sintomas constitucionais, habitualmente decorrentes da liberação de interleucina-6 pelas células tumorais. A ressecção cirúrgica é o tratamento de escolha e deve ser imediata.

LEITURAS RECOMENDADAS

Burke A, Virmani R: Fascicle 16, 3rd series: Tumors of the heart and the great vessels. In Atlas of Tumor Pathology. Washington, DC, Armed Forces Institute of Pathology, 1996.

Pinede L, Duhaut P, Loire R: Clinical presentation of left atrial cardiac mixoma. A series of 112 consecutive cases. Medicine (Baltimore) 80:159, 2001.

CASO 28

MF Baylão da Silveira

Mulher, 55 anos, submetida a transplante cardíaco há 1 ano, realiza biópsia endomiocárdica. Aproximadamente 1 hora após o procedimento, a paciente começa a se queixar de desconforto torácico. Apresenta sudorese fria, PA: 85/55 mmHg, FC: 125 bpm, FR: 28 irpm; SO_2: 96%. À ausculta pulmonar, o murmúrio vesicular é audível bilateralmente e não há ruídos adventícios. À ausculta cardíaca, as bulhas são normofonéticas e não há sopros. É observado, entretanto, turgência de jugular. Enquanto é realizado ECG, o plantonista solicita ecocardiograma de urgência. O ECG revela apenas taquicardia sinusal, sem outras alterações. O ecocardiografista chega ao local e se depara com derrame pericárdico leve, mas pouco depois afirma que a paciente apresenta tamponamento cardíaco e que o derrame precisa ser drenado.

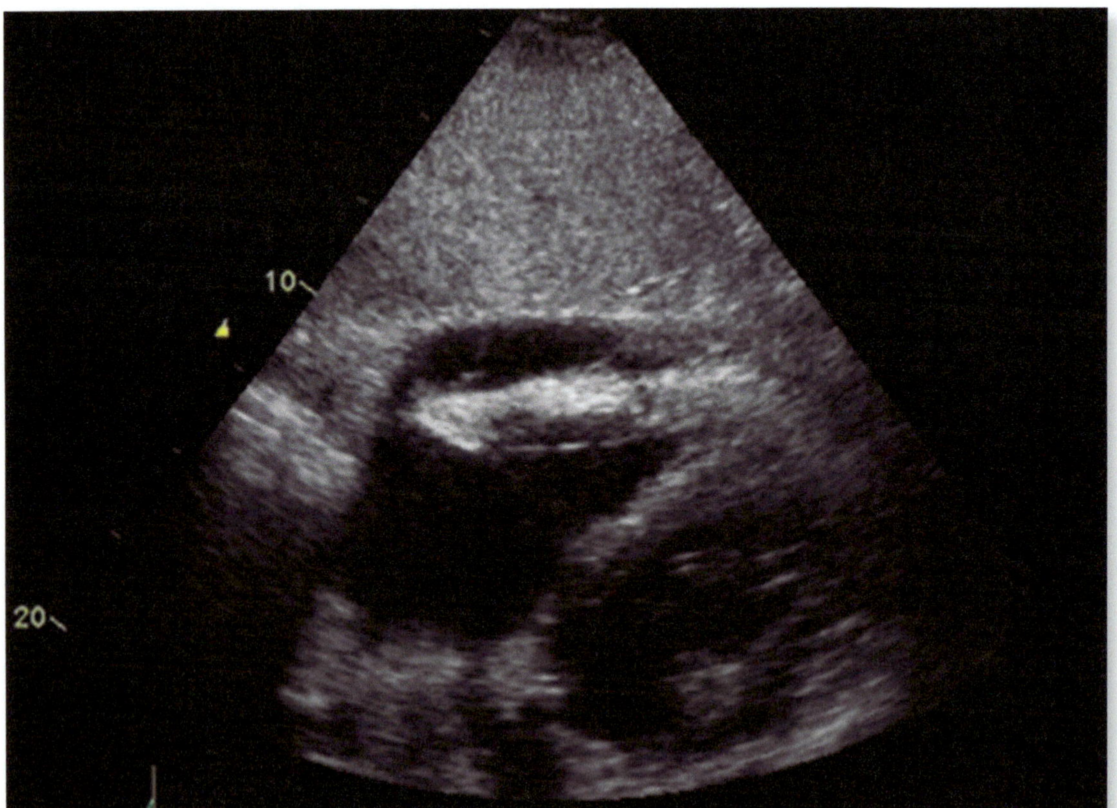

Imagem gentilmente cedida pelo Dr. Arnaldo Rabischoffsky.

Figura 28.1. Ecocardiograma transtorácico bidimensional – janela subcostal.

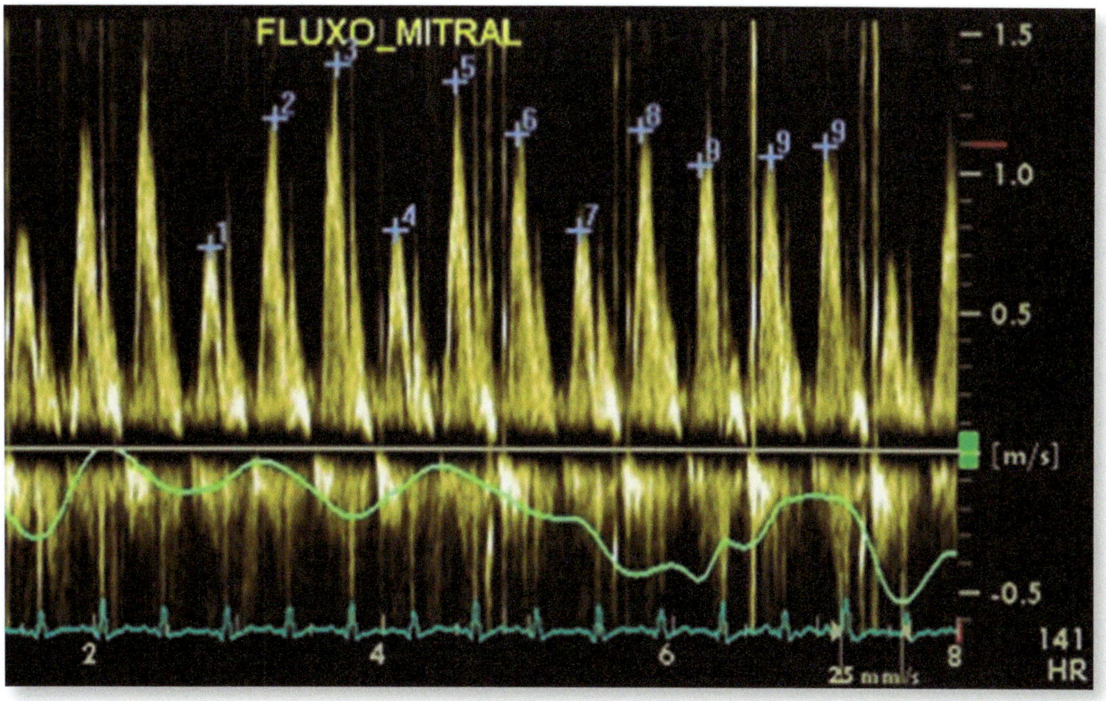

Imagem gentilmente cedida pelo Dr. Arnaldo Rabischoffsky.

Figura 28.2. Doppler espectral do fluxo mitral mostrando aumento da variação da onda E (onda referente ao enchimento rápido do ventrículo esquerdo) com a respiração.

Como identificar que um derrame pericárdico está provocando tamponamento cardíaco?

COMENTÁRIO CASO 28

Apesar de tamponamento cardíaco ser um diagnóstico clínico, o ecocardiograma bidimensional com doppler é uma ferramenta importante na identificação do derrame pericárdico (sua magnitude e localização), e na avaliação de sua repercussão hemodinâmica. Na imagem acima, é possível observar derrame pericárdico leve localizado anteriormente às câmaras cardíacas direitas. É importante salientar que pequenos volumes (50 a 100 mL) visualizados no interior do saco pericárdico podem provocar tamponamento cardíaco, quando o ritmo de expansão do derrame pericárdico é rápido. Em contrapartida, quando o derrame se instala de forma insidiosa, a elasticidade do saco pericárdico pode ser suficiente para permitir o acúmulo de volumes maiores (acima de 500 mL), com pouco aumento na pressão intrapericárdica. Portanto, tanto frente a uma imagem ecocardiográfica de derrame pericárdico volumoso circunferencial ou de pequeno acúmulo de líquido pericárdico localizado, faz-se necessária a busca de outros achados que confirmem ou afastem tamponamento cardíaco.

São eles:

- *Colapso diastólico do átrio direito e colapso diastólico do ventrículo direito: a pressão intrapericárdica se eleva alcançando a pressão diastólica do átrio direito (AD) e, posteriormente, a pressão diastólica do ventrículo direito (VD). Quando a pressão intrapericárdica excede transitoriamente essas pressões, ocorre a inversão das paredes dessas câmaras. O colapso do AD é considerado um sinal mais sensível de tamponamento e é mais grave quanto maior for a duração da inversão da parede em relação ao ciclo cardíaco. O colapso de VD, por sua vez, é considerado um sinal mais específico de tamponamento, mas pode ser mascarado quando houver hipertrofia do VD, doenças infiltrativas do miocárdio ou hipertensão arterial pulmonar.*
- *Alterações recíprocas nos volumes ventriculares/interdependência ventricular: o volume pericárdico total é fixo no tamponamento, de modo que durante a inspiração, quando a pressão intratorácica se torna negativa, o enchimento diastólico intensificado de VD desvia o septo interventricular para a esquerda, comprometendo o enchimento diastólico do ventrículo esquerdo (VE). À expiração, o padrão é revertido. Esse sinal ecocardiográfico conhecido como* "septal bounce" *é correspondente ao pulso paradoxal no exame físico.*
- *Variação respiratória no enchimento diastólico: os registros de velocidade pelo Doppler, no tamponamento cardíaco, demonstram exacerbação da variação respiratória dos fluxos valvares. À inspiração, observa-se diminuição das velocidades de enchimento diastólico do lado esquerdo e aumento das velocidades do lado direito. Redução inspiratória maior do que 25% na velocidade da onda E mitral (onda relativa à fase rápida do enchimento diastólico de VE) ou aumento inspiratório maior do que 40% na velocidade da onda E tricúspide (onda relativa à fase rápida do enchimento diastólico de VD), determinam comprometimento hemodinâmico. No caso descrito, foi identificada redução inspiratória maior do que 40% na velocidade da onda E mitral (Figura 28.2), o que determina comprometimento grave, ou seja, tamponamento.*
- *A pletora da veia cava inferior indica elevação da pressão do AD. É um sinal sensível (97%), porém, inespecífico (40%) de tamponamento.*
- *Alteração do padrão de fluxo da veia supra-hepática: sinal altamente específico. Prevalência do componente sistólico do fluxo, acentuado na inspiração, com redução/desaparecimento do componente diastólico na expiração, associado a onda A retrógrada em canhão na expiração.*

LEITURAS RECOMENDADAS

Adler Y, Charron P, Imazio M, Badano L, Barón-Esquivias G, et al. ESC Scientific Document Group. 2015 ESC Guidelines for the diagnosis and management of pericardial diseases: The Task Force for the Diagnosis and Management of Pericardial Diseases of the European Society of Cardiology (ESC)Endorsed by: The European Association for Cardio-Thoracic Surgery (EACTS). Eur Heart J. 2015 Nov 7;36(42):2921-2964. doi: 10.1093/eurheartj/ehv318. Epub 2015 Aug 29. PMID: 26320112; PMCID: PMC7539677.

Little WC, Freeman GL: Pericardial disease. Circulation 113:1622, 2006.

Spodick DM: Acute cardiac tamponade. N Engl J Med 349:684, 2003.

CASO 29

Helder K. Melo

Mulher de raça negra, 40 anos, com passado de hipertensão crônica e obesidade, se apresenta com dispneia aos esforços de 1 semana de evolução. Teve um parto cesáreo a termo, 9 semanas atrás. Sua gestação foi complicada com pré-eclâmpsia sobreposta. Na avaliação inicial, nota-se tosse não produtiva e edema de membros inferiores, sem febre, calafrios ou ortopneia associados. Está recebendo nifedipino para hipertensão. Ao exame, está afebril, com taquicardia leve em repouso (FC 106 bpm), e sua pressão arterial é 136/78 mmHg. A pressão venosa jugular é de difícil avaliação. A ausculta pulmonar mostra murmúrio vesicular reduzido em ambas as bases pulmonares. O ritmo cardíaco é regular. À ausculta cardíaca, não há 3ª bulha, contudo, é identificado sopro sistólico 2+/6+ no ápex cardíaco. O abdômen é flácido e a cicatriz da ferida operatória é limpa. Há edema podal 1+/4+ bilateral. O RX de tórax evidencia opacidades multifocais bilaterais suspeitas para pneumonia, com silhueta cardíaca levemente aumentada. Uma angiotomografia pulmonar foi realizada, e foram demonstradas múltiplas opacidades bilaterais em vidro fosco e descartada embolia pulmonar. Na avaliação laboratorial, o painel metabólico e hemograma encontram-se normais. O peptídeo natriurético (NT-proBNP) é de 4.806 pg/mL (valor normal < 300 pg/mL). O ecocardiograma demonstra dilatação importante do ventrículo esquerdo (VE), com fração de ejeção do VE de 23%. Qual a hipótese diagnóstica?

COMENTÁRIO CASO 29

A paciente tem múltiplos fatores de risco para o desenvolvimento de miocardiopatia periparto, incluindo a idade (maior que 30 anos), raça negra, pré-eclâmpsia recente e obesidade. Sua avaliação diagnóstica inicial sugeria pneumonia, mas o elevado nível do peptídeo natriurético sugere uma causa cardíaca de dispneia, o que levou à realização do ecocardiograma que confirmou o diagnóstico. A paciente foi admitida no hospital, recebeu terapia diurética intensiva, e também terapia otimizada para insuficiência cardíaca. A amamentação foi continuada após a alta hospitalar. 12 meses após o parto, observou-se melhora da fração de ejeção para 35%. Ela elegeu o uso de dispositivo intrauterino (DIU) para contracepção.

A miocardiopatia periparto é uma forma de cardiomiopatia diagnosticada no período periparto, sendo caracterizada por disfunção sistólica do VE e insuficiência cardíaca. A disfunção sistólica do VE é revertida na maioria das pacientes. O seu manejo inclui o tratamento para insuficiência cardíaca estabelecido em diretrizes, sendo a bromocriptina uma modalidade terapêutica ainda em investigação. Os mecanismos fisiopatológicos responsáveis incluem a atuação de hormônios vasculotóxicos da fase tardia da gestação no sistema cardiovascular, assim como possível predisposição genética. A persistência da disfunção sistólica do VE é associada a aumento do risco de gestações subsequentes.

LEITURAS RECOMENDADAS

Arany Z, Elkayam U. Peripartum cardiomyopathy. Circulation 2016;133:1397–409.

Elkayam U, Akhter MW, Singh H, Khan S, Bitar F, Hameed A, et al. Pregnancy-associated cardiomyopathy: clinical characteristics and a comparison between early and late presentation. Circulation 2005;111:2050–5.

Regitz-Zagrosek V, Roos-Hesselink JW, Bauersachs J, Blomstrom-Lundqvist C, Cifkova R, De Bonis M, et al. 2018 ESC guidelines for the management of cardiovascular diseases during pregnancy. Eur Heart J 2018;39:3165–241.

CASO 30

Helder K. Melo

Mulher, 19 anos, primípara, com idade gestacional de 34 semanas e 4 dias, se apresenta à emergência com queixa de cefaleia e turvação visual, associada a desconforto respiratório. Não tem comorbidades, seu pré-natal foi completo e evoluiu sem intercorrências, tendo feito uso apenas de suplementação de ferro e ácido fólico no período. Na avaliação clínica, verifica-se frequência cardíaca de 102 bpm, pressão arterial 160/110 mmHg (que foi confirmada em segunda aferição 15 minutos após), frequência respiratória de 25 irpm e saturação 92% na oximetria de pulso. Há estertoração pulmonar bibasal. Não há edema em membros inferiores. Na avaliação laboratorial complementar evidencia-se creatinina 1,1 mg/dL e os demais exames encontram-se dentro da normalidade para o período gestacional. Não apresentava proteinúria significativa no exame de urina. Cardiotocografia anteparto realizada para avaliação da vitalidade fetal apresentava padrão tipo categoria III (anormal). A paciente recebeu medicação anti-hipertensiva (hidralazina endovenosa) para controle da pressão arterial e terapia com sulfato de magnésio (dose de ataque 6 g, seguido de manutenção 2 g/h) por 24 horas para profilaxia de eclampsia. Por apresentar-se após a 34ª semana de gestação, com cardiotocografia anormal, foi optado por proceder a interrupção da gestação por via alta, após estabilização materna inicial. Teve ajustado esquema anti-hipertensivo oral, recebendo alta hospitalar 72 horas após o parto. Qual a hipótese diagnóstica?

COMENTÁRIO CASO 30

As desordens hipertensivas representam a complicação cardiovascular mais comum durante a gestação, ocorrendo em 5-10% dos casos. É a segunda principal causa de mortalidade materna no mundo. Afeta a mulher durante a gestação, sendo fortemente associada à desenvolvimento futuro de risco cardiovascular. Pré-eclâmpsia é associada de forma independente a aumento do risco de insuficiência cardíaca, doença arterial coronariana, morte cardiovascular e acidente vascular cerebral.

Tabela 30.1. Definições das desordens hipertensivas da gestação

Desordem Hipertensiva	Definição
Hipertensão Crônica	Hipertensão (> 140/90 mmHg) que antecede a gestação, é diagnosticada antes de 20 semanas de gestação ou persiste por mais de 12 semanas após o parto
Hipertensão Gestacional	Hipertensão (> 140/90 mmHg) que se desenvolve após 20 semanas de gestação sem evidência de proteinúria ou de disfunção de órgão alvo.
Pré-Eclâmpsia	Hipertensão (> 140/90 mmHg) que se desenvolve após 20 semanas de gestação e/ou no período pós parto, associada a proteinúria ou evidência de disfunção de órgão alvo.
Pré-eclâmpsia sobreposta a hipertensão crônica	Desenvolvimento de proteinúria ou evidência de disfunção de órgão alvo, ou aumento da pressão arterial, em mulher com hipertensão crônica.

A pré-eclâmpsia pode evoluir para eclampsia, que consiste no desenvolvimento de crise convulsiva no contexto de pré-eclâmpsia, se associando a morbidade e mortalidade significativas. A pré-eclâmpsia é atribuída primariamente a uma doença placentária, e resulta do desenvolvimento anormal das artérias espiraladas e consequente isquemia placentária levando à liberação de citocinas pró-inflamatórias.

Fatores de risco incluem história prévia de pré-eclâmpsia, gestação múltipla, hipertensão crônica, diabetes mellitus, doença renal e doença auto-imune. O parto é a única cura para a pré-eclâmpsia.

É recomendada a aspirina na dose de 100 a 150 mg ao dia para as pacientes identificadas como de risco, devendo ser iniciado a partir da 12ª semana de gestação. Durante a gestação, todas as mulheres devem ser orientadas a ter uma dieta rica em cálcio. Para aquelas com risco para pré-eclâmpsia e/ou dieta pobre em cálcio, recomenda-se a suplementação de 1,0 a 2,0 g ao dia.

O diagnóstico de pré-eclâmpsia é feito com aferição de PA ≥ 140/90 mmHg em duas ocasiões separadas, acompanhada de proteinúria (≥ 300 mg/dL em urina de 24 h, relação proteína/creatinina urinárias ≥ 0,3, ou proteinúria de fita > 1) OU evidência de disfunção de órgão alvo como sintomas visuais ou cerebrais, edema pulmonar, plaquetopenia, insuficiência renal ou disfunção hepática.

Quanto ao alvo de pressão arterial, foi publicado recentemente o CHIPS trial. Foi avaliado o controle da hipertensão na gestação, comparando um grupo menos rigoroso (alvo de diastólica de 100 mmHg) versus um grupo mais rigoroso (alvo de diastólica de 85 mmHg) e não houve diferença significativa no risco de perda gestacional, maior necessidade de cuidado intensivo neonatal, ou complicações maternas entre os dois grupos. Porém, observou-se hipertensão materna severa mais frequente no grupo de controle menos estrito.

Recomenda-se a introdução de anti-hipertensivos sempre que a PA atingir níveis ≥ 150 e/ou 100 mmHg, níveis ≥ 140 e/ou 90 mmHg persistentes ou ainda se a paciente se mostrar sintomática. O objetivo do tratamento é manter os níveis de PA diastólica em torno de 85 mmHg.

Pré-eclâmpsia com sinais de gravidade (PA ≥ 160/100 mmHg em duas aferições diferentes, sintomas de disfunção do sistema nervoso central, alterações hepáticas, trombocitopenia, edema pulmonar ou insuficiência renal) é considerada indicação de interrupção da gestação, para reduzir o risco de complicações maternas. Parto vaginal é a via preferencial de parto. Sulfato de magnésio intravenoso é administrado para reduzir o risco de eclampsia. Mulheres com pré-eclâmpsia devem ser informadas sobre o risco cardiovascular aumentado e aconselhadas quanto a mudanças de estilo de vida para mitigação do mesmo.

LEITURAS RECOMENDADAS

ACOG Practice Bulletin No. 202: gestational hypertension and preeclampsia. Obstet Gynecol 2019;133(1):e1.

Magee LA, von Dadelszen P, Rey E, Ross S, Asztalos E, Murphy KE, et al. Less-tight versus tight control of hypertension in pregnancy. N Engl J Med 2015;372(5):407–17.

Peraçoli JC, Borges VTM, Ramos JGL, Cavalli RC, Costa SHAM, Oliveira LG, et al. Pre-eclampsia/Eclampsia. Rev Bras Ginecol Obstet. 2019 May;41(5):318-332. English. doi: 10.1055/s-0039-1687859. Epub 2019 Jun 10. Erratum in: Rev Bras Ginecol Obstet. 2019 May;41(5):e1-e2. PMID: 31181585.

CASO 31

Helder K. Melo

Paciente 34 anos, sem comorbidades conhecidas, primípara, na 33ª semana de gestação, busca atendimento hospitalar com forte dor retroesternal. No atendimento, recebe analgesia, sendo necessário o emprego de morfina para alívio da dor. Foi realizado eletrocardiograma, este sem achados sugestivos de síndrome coronariana aguda, além de dosagem de marcador de necrose miocárdica, também negativo. Ecocardiograma realizado evidenciou dissecção aórtica. Realizada angiorressonância da aorta, sendo identificada dissecção aórtica tipo A de Stanford e tipo II de DeBakey.

COMENTÁRIO CASO 31

Doença aórtica pode ser identificada antes ou durante a gestação, e pode ser exacerbada pelas significativas alterações hormonais e hemodinâmicas da gestação. Mesmo em aortas normais, dados sugerem que as mudanças promovidas pela gestação resultam em alterações histopatológicas da camada média da aorta. A maior parte das dissecções relacionadas a gestação ocorrem no terceiro trimestre (50%) e no período puerperal (33%), com maior prevalência na aorta ascendente.

Mulheres com risco alto de dissecção incluem aquelas com aortopatias conhecidas ou com condições que predispõe a dissecção, como: Síndrome de Marfan, Síndrome de Ehlers-Danlos, Síndrome de Loeys-Dietz, válvula aórtica bicúspide com dilatação aórtica, Síndrome de Turner, e outras condições hereditárias não sindrômicas de doença da aorta torácica. Idade materna avançada e hipertensão mal controlada também são fatores de risco. Em geral, o risco de complicações é baixo com diâmetro da aorta ascendente < 4,0 cm.

Rastreio e aconselhamento pré-concepção é importante para que estas mulheres tenham entendimento dos riscos associados à gestação. Isto inclui oferecer aconselhamento genético devido ao risco de transmissão da doença ao recém-nato. Adicionalmente, deve ser considerado reparo cirúrgico antes da gestação quando possível, notando que o reparo não mitiga o risco de dissecção em segmentos não abordados.

Gestação é contraindicado para mulheres com: Síndrome de Marfan e diâmetro da raiz da aorta > 4,5 cm antes da gestação; válvula aórtica bicúspide e diâmetro da aorta > 5,0 cm; história prévia de dissecção aórtica; Síndrome de Ehlers-Danlos vascular.

De acordo com as diretrizes do colégio Americano de Cardiologia (ACC), American Heart Association (AHA) e Associação Americana de Cirurgia Torácica (AATS), reparo profilático de aneurismas de aorta torácica em mulheres portadoras de síndrome de Marfan, que estejam planejando a gestação, deve ser realizado quando o diâmetro máximo da aorta ascendente exceder 4,0 cm. Reparo também é considerado para mulheres com rápido crescimento do diâmetro da aorta (> 0,5 cm/ano), ou história familiar de dissecção da aorta, apesar de diâmetro < 5,0 cm. Durante a gestação, as diretrizes recomendam vigilância, com realização de imagens quinzenalmente ou mensalmente até o parto, para avaliar o crescimento do diâmetro da aorta. Ecocardiograma transesofágico é a modalidade de escolha para aorta proximal, sendo a ressonância magnética (sem gadolíneo) uma opção. A ressonância magnética é o método de preferência para avaliar arco aórtico, aorta descendente e abdominal. Tomografia não é a modalidade de escolha devido à exposição materna e fetal à radiação ionizante. É fundamental o controle da pressão arterial, com o uso de β-bloqueadores para reduzir o estresse na parede aórtica. A paciente deve ser acompanhada por time multidisciplinar que irá discutir via de parto, tipo de antestesia, e monitorização durante o trabalho de parto.

Parto vaginal continua sendo a via preferencial, mas o parto cesáreo deve ser considerado em mulheres com dissecção aguda ou crônica, e no caso de diâmetro máximo da aorta > 4,5 cm. Um segundo estágio do trabalho de parto assistido (com vácuo extrator ou fórceps) é uma opção para reduzir a duração das manobras de valsalva durante o trabalho de parto. Anestesia regional é preferida para controlar a dor e limitar a resposta simpática, minimizando assim flutuações ou extremos de frequência cardíaca e pressão.

LEITURAS RECOMENDADAS

Manalo-Estrella P, Barker AE. Histopathologic findings in human aortic media associated with pregnancy. Arch Pathol 1967;83(4):336–41.

Regitz-Zagrosek V, Roos-Hesselink JW, Bauersachs J, Blomstrom-Lundqvist C, Cifkova R, De Bonis M, et al. 2018 ESC guidelines for the managementof cardiovascular diseases during pregnancy. Eur Heart J 2018;39(34):3165–241.

Smok DA. Aortopathy in pregnancy. Semin Perinatol 2014;38(5):295–303.

CASO 32

Louise Freire

Paciente feminina, de 70 anos, hipertensa, obesa e diagnosticada com câncer de mama, iniciou tratamento com trastuzumabe, após realizar ecocardiograma transtorácico com fração de ejeção do ventrículo esquerdo (FEVE) de 60% e *strain* de 18% e programação de repetir exame 3 meses após início de tratamento. Ao retornar ao hospital para a realização de ecocardiograma de controle, refere dispneia progressiva (no momento para pequenos esforços), ortopnéia e edema de membros inferiores. Foi então encaminhada para o Setor de Emergência onde um eletrocardiograma foi realizado não demonstrando alterações significativas. A troponina plasmática estava elevada (mas sem apresentar curva compatível com isquemia miocárdica) e NT-pró BNP sérico estava aumentado. Encaminhada ao ecocardiograma que evidenciou FEVE de 45%, com *strain* longitudinal global de 12%. Qual a hipótese diagnóstica e conduta a ser tomada?

COMENTÁRIO CASO 32

O trastuzumabe (TZB) é um anticorpo monoclonal humanizado recombinante usado no tratamento do câncer de mama HER2-positivo, com reconhecida cardiotoxicidade associada em até 26% dos pacientes. Sua toxicidade geralmente não é dose dependente, não apresenta alterações estruturais na biópsia e tende a ser reversível. Todos os pacientes submetidos à terapia com este fármaco, devem passar por monitorização da função cardíaca com ecocardiograma antes do início do tratamento, após 3 meses, 6 meses e 12 meses ou a qualquer momento, se início de sintomas. Essa paciente deveria ter passado por avaliação médica, tão logo houvessem iniciado os sintomas, porém optou por fazê-lo após os 3 meses. Nesse momento já havia queda da FEVE em 15% e importante redução do strain *global longitudinal, estando, portanto, indicada a interrupção do tratamento por este quimioterápico ou qualquer outro agente cardiotóxico, início de medicações cardioprotetoras (IECA e betabloqueador) e diureticoterapia para controle de congestão.*

LEITURA RECOMENDADA

Kalil Filho R, Hajjar LA, Bacal F, Hoff PM, Diz M del P, Galas FRBG, et al. I Diretriz Brasileira de Cardio-Oncologia da Sociedade Brasileira de Cardiologia. Arq Bras Cardiol. 2011; 96(2 supl.1): 1-52.

CASO 33

Louise Freire

Paciente feminina, 62 anos, hipertensa, portadora de neoplasia de cólon metastático foi admitida em clínica oncológica por dor precordial opressiva com alívio em repouso associada a náusea e dispneia, após dois dias da primeira dose de tratamento quimioterápico – protocolo *FOLFIRI*. Relato de ecocardiograma transtorácico (ECOTT) recente sem alterações. Ao ECG, observou-se elevação do segmento ST de 1mm em parede anterolateral e inferior, sendo transferida para emergência. Na admissão, nota-se supradesnivelamento do segmento ST de 1mm em D1, AVF e V6 em novo ECG. Realizado ECOTT, demonstrando acinesia apical e hipocinesia dos segmentos médios das paredes inferior, ínfero-lateral e ântero-lateral, com disfunção sistólica moderada do ventrículo esquerdo. Encaminhada à coronariografia, que não evidenciou presença de lesões obstrutivas em artérias coronárias. Frente às hipóteses de miocardiotoxicidade e vasoespasmo relacionados à quimioterapia, optou-se por realizar ressonância magnética para investigação etiológica, a qual demonstrou disfunção sistólica moderada do ventrículo esquerdo (VE) (fração de ejeção do VE 35%), balonamento apical e hipocinesia dos segmentos médios de todas as paredes, sugestivo de miocardiopatia de Takotsubo.

COMENTÁRIO CASO 33

A Síndrome de Takotsubo (TTS) ocorre predominantemente em mulheres pós-menopausa, na vigência de intenso estresse físico ou emocional e apresenta características clínicas que mimetizam a Síndrome Coronariana Aguda. Suspeita-se quando há presença de supradesnivelamento do segmento ST em várias derivações, não respeitando território coronariano específico, além de disfunção miocárdica transitória ao ECOTT. O diagnóstico definitivo é dado após coronariografia afastar doença aterosclerótica correspondente à importante disfunção ventricular com acinesia ou discinesia apical do VE associada à hipercinesia basal.

São potenciais gatilhos para TTS o estresse emocional do diagnóstico de câncer e a quimioterapia. No caso relatado, tratava-se do diagnóstico de recidiva da doença e a utilização de 5-fluorouracil (5-FU). Há relatos na literatura de relação causal entre 5-FU e TTS onde a maioria dos pacientes possuía câncer colorretal e apresentaram dor torácica durante ou imediatamente após a infusão, ocorrendo durante o primeiro ciclo 7 casos em 10. O InterTak Registry avaliou pacientes com TTS e câncer, demonstrando alta prevalência entre tais comorbidades, sendo o gastrointestinal o segundo mais frequente. Apresentavam a síndrome, pacientes mais idosos e com menor fração de ejeção do VE. Tinham maior taxa de mortalidade intra-hopsitalar em relação aos pacientes sem malignidade, sugerindo a existência de fatores relacionadcos à neoplasia que possam contribuir com a manifestação de Takotsubo.

LEITURAS RECOMENDADAS

Basselin C, Fontanges T, Descotes J, Chevalier P, Bui-Xuan B, Feinard G, et al. 5-fluorouracil-induced Tako-Tsubo-like syndrome. Pharmacotherapy. 2011;31(2):226. doi: 10.1592/phco.31.2.226.

Cammann et al. Clinical Features and Outcomes of Patients With Malignancy and Takotsubo Syndrome: Observations From the International Takotsubo Registry. J Am Heart Assoc. 2019;8(15):e010881.

Desai A, Noor A, Joshi S, Kim AS. Takotsubo cardiomyopathy in cancer patients. Cardiooncology. 2019;5:7

CASO 34

Louise Freire

Paciente masculino, 77 anos, com história de diarréia há 2 semanas, portador de hipertensão arterial sistêmica, diabetes mellitus e insuficiência renal crônica em tratamento conservador, foi admitido com dor torácica intensa acompanhada por sudorese, troponina positiva, ECG com supradesnivelamento de ST em parede anterior, ecocardiograma com disfunção nova e grave do ventrículo esquerdo, coronariografia normal. Evoluiu com hipotensão arterial não responsiva à reposição volêmica necessitando de noradrenalina. Os exames laboratoriais mostraram hiperlactatemia e acidose metabólica. Foi feito o diagnóstico de choque cardiogênico, qual agente inotrópico iniciar?

COMENTÁRIO CASO 34

Os agentes inotrópicos são frequentemente utilizados nos pacientes críticos que constituem uma população de elevada morbimortalidade. Não existem evidências robustas que apontem o inotrópico ideal. Desta forma, é de fundamental importância que a decisão do médico em prescrever esta classe de fármacos seja baseda em sólido conhecimento da fisiologia e farmacologia. Reconsiderando o caso acima descrito, a sugestão é que seja iniciada a dobutamina por ser um paciente portador de insuficiência renal crônica limitando o uso de outras drogas como milrinona e levosimendan.

LEITURAS RECOMENDADAS

Biondi R, Bruzzi F, Flores DG, Japiassu AM, Nacul FE. Fisiologia e Farmacologia Aplicadas à Medicina Intensiva. 1. ed. Rio de Janeiro: Atheneu. 2019;1.115p.

Libby PP, Zipes DP, et al. Braunwald's Heart Disease: A Textbook of Cardiovascular Medicine. 11. ed. Elsevier; 2018.

Yancy CW, et al. 2013 ACCF/AHA guideline for the management of heart failure: a report of the American College of Cardiology Foundation/American Heart Association Task Force on Practice Guidelines. Circulation. 2013;128(16):e240-e327 doi:10.1161/CIR.0b013e31829e8776

CASO 35

Louise Freire

Paciente masculino, 19 anos, asmático prévio, referiu episódio de dor torácica leve iniciado há 30 dias com melhora espontânea. Evoluiu com novo quadro de dor precordial em aperto na madrugada, de forte intensidade, que o despertou. Irradiava para membro superior esquerdo e mandíbula durando aproximadamente duas horas, com melhora após analgesia. Encaminhou-se ao pronto socorro onde foi solicitado ECG que evidenciou supradesnivelamento do segmento ST difuso e troponina 2.500pg/mL. Realizado hemograma e TC de tórax sem alterações; PCR SARS-COV2 negativo. Alegou participar do ensaio clínico (fase 3) de uma vacina contra a Covid-19 com tecnologia de partículas semelhantes a vírus (VLPs), tendo recebido a 1ª dose há 26 dias, e posteriormente apresentando fadiga. Realizou a 2ª dose há 4 dias com efeitos colaterais de febre (38,5°C) e calafrios. Na admissão paciente encontrava-se assintomático, estável hemodinamicamente e sem alterações ao exame físico. Realizados ECG com repolarização ventricular precoce e ECOTT sem alterações. Exames laboratoriais relevantes: Pro-BNP 548 pg/mL; PCR 3,2 mg/dL e Troponina 4.390pg/mL. Qual a hipótese diagnóstica, como proceder a investigação e qual o tratamento indicado?

COMENTÁRIO CASO 35

Inicialmente a principal hipótese diagnóstica foi de miocardite após vacina. Foi solicitada Ressonância Cardíaca que demonstrou realce tardio leve de padrão heterogêneo, mesoepicárdico poupando endocárdio, sem relação com topografia coronariana, acometendo principalmente parede ínferolateral do ventriculo esquerdo na porção médio-apical sugestivo de necrose e/ou fibrose secundária a injúria miocárdica de etiologia não isquêmica, compatível com miopericardite aguda. Submetido, portanto, ao tratamento medicamentoso com analgesia e antiinflamatórios não esteróidais tendo melhora clínica e laboratorial com alta hospitalar assintomático no 2º dia.

A miocardite de hipersensibilidade após a vacinação é algo raro, exceto pela vacina da Varíola. De acordo com Centers of Disease Control and Prevention esses eventos ocorreram em 0,0016% das pessoas que receberam duas doses da vacina contra a Covid-*19 de RNA mensageiro (mRNA). Dos casos notificados, a maioria ocorreu em homens entre 16 e 29 anos, principalmente, após a 2ª dose da vacina respondendo bem ao tratamento com rápida melhora. Suspeitamos, baseados na relação temporal entre a imunização e o início dos sintomas, que a vacina composta por* VLPs *obtidas através da infecção da* Nicotiana benthamian foi capaz de gerar efeito adverso semelhante às por mRNA. *Dada a infrequência e a natureza leve dos casos, os benefícios da vacinação com mRNA excedem o risco de miocardite. Já a vacinação com VLPs necessita de estudos.*

LEITURAS RECOMENDADAS

CDC. Myocarditis and Pericarditis Following mRNA Covid-19 Vaccination. 2021.

Goodman, B. More Evidence Links Covid Vaccines to Rare Cases of Myocarditis in Youth. Medscape Med News.2021.

CASO 36

Louise Freire

Paciente masculino, 84 anos e com vida ativa, diabético tipo 2, flutter atrial já submetido à ablação e insuficiência cardíaca com fração de ejeção reduzida (ICFER) de etologia isquêmica com disfunção sistólica leve, foi diagnosticado há 1 ano com insuficiência mitral (IM) funcional grave. Evoluiu até então assintomático em vigência de terapia otimizada e prática de atividade física regular em Serviço de Reabilitação Cardíaca. Nos últimos 30 dias apresentou dispneia com piora progressiva, dos grandes aos médios esforços e, nas ultimas 48 horas, aos mínimos esforços. ECG admissional com flutter atrial e evidências clínicas de insuficiência ventricular esquerda. Inicialmente realizado protocolo de descongestão (diurético com negativação do balanço hídrico), com reversão espontânea do flutter atrial, e paulatinamente reiniciada terapia oral até sua otimização. Apesar dessas medidas, manteve IM grave no ECOTT. Calculado risco de mortalidade em até 30 dias após cirurgia cardíaca através do Euroescore II: 13,10% e escore da Society of Thoracic Surgeons (STS) 31,10%. Qual seria a melhor conduta?

COMENTÁRIO CASO 36

Quando o paciente é portador insuficiência mitral secundária importante e evolui com sintomas em classe funcional III-IV após tratamento clínico otimizado, há indicação de intervenção cirúrgica, seja ela a plastia, troca valvar ou implante de clipe mitral. Quando o paciente não se apresenta em CF III ou IV, mas possui fator complicador, como agravamento da condição de base, a intervenção cirúrgica ou percutânea também é o tratamento de escolha. A clipagem percutânea da valva mitral é a escolha apenas em pacientes sintomáticos refratários, com alto risco ou contraindicação à cirurgia, e deve ser considerada após avaliação do caso por um grupo de experts (Heart Team).

Caso esteja em classe funcional I ou II, sem fatores complicadores, o seguimento deverá ser individualizado. Este paciente apresenta IM secundária grave de etiologia isquêmica, já com terapêutica oral otimizada e ainda assim com piora para classe funcional III, com alto risco de mortalidade após a cirurgia. Pacientes com STS < 4% são convencionalmente considerados de baixo risco cirúrgico, enquanto aqueles com escore entre 4-8% têm risco intermediário e aqueles com escore > 8% tem alto risco. Em relação ao EuroSCORE II, quando menor que 4% o paciente é considerado de baixo risco e, se escore > 4%, risco aumentado. Caso ocorra discrepância entre os escores, devemos utilizar aquele cujo risco estimado foi maior. O caso foi submetido à análise de Heart Team *e optou-se por clipagem percutânea da válvula mitral.*

O Heart Team é um conceito no qual um conjunto de diferentes profissionais com experiência em doenças cardiovasculares compartilha a decisão sobre o tratamento mais adequado para um determinado paciente. Com a grande variedade de estratégias intervencionistas disponíveis para o tratamento do paciente portador de valvopatia, o Heart Team é fundamental para análise do risco/benefício e custo/eficácia de cada estratégia e auxílio à tomada de decisão. É composto por diversas subespecialidades cardiológicas, que exercerão papéis diferentes e fundamentais em cada passo do cuidado: desde o cardiologista clínico, a quem caberá a seleção e indicação de pacientes, além do acompanhamento pré e pós-intervenção, até o cirurgião cardíaco e cardiologista intervencionista, que serão os profissionais responsáveis pela concretização dos procedimentos indicados pelo Heart Team. Além destes, o radiologista será importante na análise de dados para avaliar a possibilidade técnica de realização de cada tipo de intervenção, e o ecocardiografista, além de avaliar os dados pré-operatórios acompanhará o procedimento, colaborando para um melhor resultado.

LEITURAS RECOMENDADAS

Asch FM. Heart Failure and Secondary Mitral Regurgitation: Echocardiographic Outcomes from the COAPT Trial. Presented at: ACC 2019.

Tarasoutchi F, Montera MW, Ramos AIO, Sampaio RO, Rosa VEE, Accorsi TAD, et al. Atualização das Diretrizes Brasileiras de Valvopatias. Arq Bras Cardiol. 2020; 115(4):720-775

CASO 37

Louise Freire

Paciente feminino, 85 anos, procurou pronto atendimento devido a dor em flanco direito com irradiação para região inguinal, de início 3 horas antes, associada a náuseas. História prévia de câncer de mama, cólica nefrética e colelitíase. Ao exame físico, apresenta-se eupneica, acianótica, normotensa (PA 138 × 80 mmHg), com ritmo cardíaco regular em dois tempos, bulhas normofoneticas. Ausculta respiratória evidenciou murmúrio vesicular universalmente audível. Exames de urina, hemograma e tomografia do abdome sem alterações significativas. Após algumas horas em observação, evoluiu com diarreia aquosa, lombalgia, taquicardia e dispneia. Ecocardiograma transtorácico evidenciou *flapping* intimal da aorta ascendente estendendo-se até a porção descendente (dissecção aórtica de classificação tipo I segundo DeBakey) com acometimento da carótida direita. Foi submetida a aneurismectomia do arco aórtico e drenagem de hematoma que comprimia a carótida. Quando devemos suspeitar de dissecção aórtica em pacientes com dor abdominal?

COMENTÁRIO CASO 37

A dor abdominal possui ampla gama de possibilidades etiológicas e muitas vezes são necessários exames complementares para elucidação diagnóstica. A síndrome aórtica aguda (SAA) não figura entre as causas mais frequentes. A dissecção aórtica aguda (DAA) tem incidência anual aproximada de 3/100.000 pessoas. Quando há acometimento da porção ascendente, sua taxa de mortalidade aumenta em 1 a 2% a cada hora após início dos sintomas. Sua baixa frequência, alta letalidade e pouca especificidade da apresentação clínica tornam seu diagnóstico um desafio. Em pacientes com dor abdominal de etiologia desconhecida, a DAA deve ser sempre considerada devido à sua elevada mortalidade.

LEITURAS RECOMENDADAS

Erbel R, Aboyans V, Boileau C, Bossone E, Bartolomeo RD, Eggebrecht H, et al.2014 ESC Guidelines on the diagnosis and treatment of aortic diseases: document covering acute and chronic aortic diseases of the thoracic and abdominal aorta of the adult . The Task Force for the Diagnosis and Treatment of Aortic Diseases of the European Society of Cardiology (ESC). Eur Heart J. 2014;35:2873–926. Doi:10.1093/eurheartj/ehu281

Libby, P. P. Zipes DP, et al. Braunwald's Heart Disease: A Textbook of Cardiovascular Medicine. 11.ed. Elsevier; 2018.

CASO 38

Louise Freire

Paciente masculino, 62 anos, diabético, dislipidêmico, alcoólatra, epiléptico e ex-tabagista – em uso de metformina, aspirina, rosuvastatina e carbamazepina – é admitido na emergência queixando-se de dor retroesternal, com início há 6 horas, de forte intensidade (10+/10), constritiva, que irradia para membro superior esquerdo, mesmo em repouso. Refere quadro semelhante há dez dias, agravado ao esforço físico. Realizou teste ergométrico (TE) no dia anterior. Exame físico: PA 106 x 68 mmHg, FC 89bpm, ausculta cardíaca e respiratória sem alterações. Eletrocardiograma inicial demonstrou supra desnivelamento de segmento ST (IAMCSST) em parede anterior, novo bloqueio de ramo direito e hemibloqueio anterior esquerdo. Na emergência, recebeu 200 mg de ácido acetil salicílico e foi direcionado à sala de hemodinâmica para angioplastia primária, com tempo porta-balão de 41 minutos. À coronariografia, foi observada oclusão no terço médio da artéria descendente anterior e suboclusão proximal de artéria circunflexa (dominância esquerda). Após a realização da intervenção coronariana percutânea (ICP), o paciente evoluiu sem sintomas. Qual a sua avaliação para este cenário onde um paciente desenvolve IAMCSST no dia seguinte a realização de um teste ergométrico normal?

COMENTÁRIO CASO 38

Mesmo a despeito do baixo risco inerente à realização do TE em populações não selecionadas, menor que uma morte a cada 10.000 exames e de mínima morbidade, o caso apresentado de angina instável que evoluiu a IAMCSST, com acometimento simultâneo de duas artérias coronárias, sugere que o teste de esforço realizado no dia anterior possa ter sido o gatilho para a instabilização de placas de ateroma. Casos de infarto com oclusão simultânea de duas artérias coronárias são pouco frequentes. Contudo, o TE pode ter sido um importante fator desencadeante para o evento, nos mostrando a importância de haver cautela quanto à indicação do exame, principalmente em condições de alto risco para o TE, lembrando-se sempre sobre os cuidados após sua realização e a orientação ao paciente. O direcionamento para uma unidade de emergência com a realização de uma ICP precoce garantiu grande benefício ao paciente, que evoluiu sem sintomas após a intervenção.

LEITURAS RECOMENDADAS

Nicolau JC, Feitosa Filho GS, Petriz JL, Furtado RHM, Précoma DB, Lemke W, et al. Diretrizes da Sociedade Brasileira de Cardiologia sobre Angina Instável e Infarto Agudo do Miocárdio sem Supradesnível do Segmento ST. Arq. Bras. Cardiol. 2021;117(1):181-264.

Piegas LS, Timerman A, Feitosa GS, Nicolau JC, Mattos LAP, Andrade MD, et al. V Diretriz da Sociedade Brasileira de Cardiologia sobre Tratamento do Infarto Agudo do Miocárdio com Supradesnível do Segmento ST. Arq Bras Cardiol. 2015; 105(2):1-105.

CASO 39

Louise Freire

Paciente masculino, 39 anos, tabagista, sem outras comorbidades prévias conhecidas, procura hospital particular no Rio de Janeiro, em choque cardiogênico, por infarto agudo do miocárdico com supradesnivelamento do segmento ST de parede anterior com lesão multivascular não passível de abordagem via percutânea, apesar de tempo porta balão adequado. Sem suporte cirúrgico de urgência disponível, evolui rapidamente com falência orgânica e respiratória. Implantado balão intra-aórtico e iniciado agente inotrópico. Paciente permanece em INTERMACS 2 apesar do suporte ofertado. Após 48 h, optou-se por implante de suporte circulatório mecânico tipo CentriMag® e listagem para transplante cardíaco em prioridade. Após 6 dias com suporte, apresentou acidente vascular isquêmico frontoparietal à esquerda com posterior recuperação de déficits. Após 15 dias, apresentou episódio de hemorragia digestiva, sendo submetido à laparotomia exploradora com ligamento de vasos epigástricos. Após 30 dias foi submetido à transplante (Tx) cardíaco.

COMENTÁRIO CASO 39

Esse caso ilustra um paciente com insuficiência cardíaca (IC) aguda refratária em uso de drogas inotrópicas e suporte com balão intra-aórtico, em que optou-se pela instalação do CentriMag® de VE como ponte para o transplante cardíaco. Este tipo de suporte circulatório, dispositivo de assistência circulatória mecânica (DACM), pode ser usado para o tratamento de pacientes com choque cardiogênico agudo de qualquer etiologia, podendo ser empregado como suporte para o ventrículo esquerdo, direito ou biventricular.

A escolha pelo CentriMag® como suporte ventricular mecânico, ocorreu para auxiliar na ressuscitação orgânica, com possibilidade de permanência intermediária (até 30 dias). O ECMO® ou Impella®, também seriam opções de suporte ventricular mecânico para este paciente, contudo são suportes de curta permanência (geralmente com tempo máximo de 7 dias). Apesar de a utilização do CentriMag® por tempo superior a 30 dias ser uma alternativa para os pacientes pós-choque cardiogênico, dependentes de suporte mecânico, como ponte para Tx cardíaco, o seu uso prolongado é passível de complicações, como eventos embólicos, infecciosos e hemorrágicos, como aconteceu com o paciente em questão. Apesar do risco, os dispositivos de assistência ventricular esquerda, que são dispositivos de longa permanência, são reservados para pacientes em INTERMACS 3, e por este motivo não foi aplicável para este caso.

Tabela 39.1. Classificação *Interagency Registry for Mechanically Assisted Circulatory Support* (INTERMACS)

Avaliação de fragilidade	Critérios	
INTERMACS 1	Grave choque cardiogênico	Choque cardiogênico persistente, apesar de progressivo, aumento do suporte inotrópico
INTERMACS 2	Piora progressiva, apesar de inotrópicos	Disfunções orgânicas, aos poucos progressivas, a respeito do aumento de inotrópicos
INTERMACS 3	Estável, porém, à custa de inotrópicos	Paciente estável hemodinamicamente, porém em uso contínuo de terapia inotrópica
INTERMACS 4	Terapia oral domioliar, porém, sintomas em repouso	Sintomas diários aos esforços da rotina diária ou mesmo no repouso
INTERMACS 5	Intolerante ao exercício	Paciente confortável no repouso ou nos esforços mínimos da rotina diária, porém incapaz para esforços um pouco maiores
INTERMACS 6	Limitação ao exercício	Consegue fazer atividades um pouco mais intensas que as da vida diária, porém tem sintomas nos primeiros minutos de esforço
INTERMACS 7	NYHA III avançado	Sem sintomas no repouso ou nas atividades básicas diárias, vindo a ter dispneia aos pequenos esforços extra-habituais

NYHA: New York Heart Association

LEITURAS RECOMENDADAS

Ayub-Ferreira SM, Souza Neto JD, Almeida DR, Biselli B, Avila MS, Colafranceschi AS, et al. Diretriz de Assistência Circulatória Mecânica da Sociedade Brasileira de Cardiologia. Arq Bras Cardiol 2016; 107(2Supl.2):1-33.

Bacal F, Marcondes-Braga FG, Rohde LEP, Xavier Júnior JL, Brito FS, Moura LAZ, et al. 3ª Diretriz Brasileira de Transplante Cardíaco. Arq. Bras. Cardiol. 2018;111(2):230-89.

Borisenko O, Wylie G, Payne J, Bjessmo S, Smith J, Yonan N, et al. Thoratec CentriMag for temporary treatment of refractory cardiogenic shock or severe cardiopulmonary insufficiency: a systematic literature review and meta-analysis of observational studies. ASAIO J. 2014 Sep-Oct;60(5):487-97. doi: 10.1097/MAT.0000000000000117. PMID: 25010916; PMCID: PMC4154791.

Breda JR, Gaia DF, Macedo M, Motta P, Martins M, Alves D et al. Assistência ventricular com implante do dispositivo CentriMag VAS® para suporte mecânico biventricular. Rev Bras Cir Cardiovasc [Internet]. 2013 [cited 2016 Sep 15] ; 28(3):401-404.

CASO 40

Louise Freire

Mulher de 64 anos, hipertensa, admitida na sala de emergência com quadro de edema agudo de pulmão por crise hipertensiva, troponina negativa, BNP 3550 pg/mL (normal < 100 pg/dL) e lactato normal. Durante a avaliação inicial com ultrassom torácico por médico emergencista, apresentou quadro de dor torácica intensa retroesternal irradiada para dorso, foi evidenciado derrame pericárdico (DP). Evolui com aumento progressivo do DP, quadro clínico de baixo débito e tamponamento cardíaco. Toda a progressão foi monitorada pela ultrassonografia torácica à beira-leito (UST) (Figura 40.1).

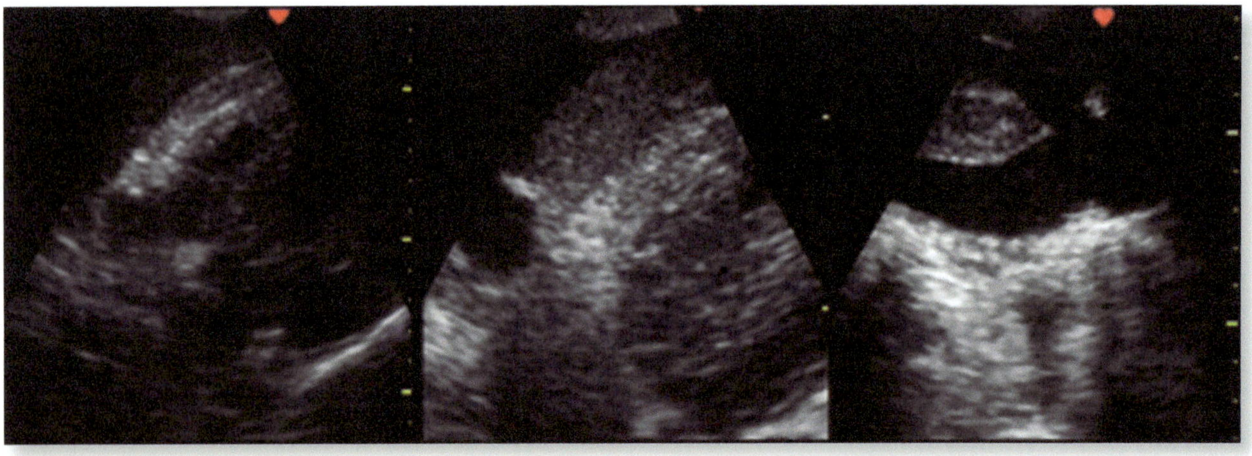

Figura 40.1. UST evidenciando aumento progressivo do DP e dilatação da veia cava inferior.

Na sequência, foi realizado ecocardiograma transtorácico que confirmou os achados do UST, e guiou a realização de pericardiocentese à beira leito, que demonstrou derrame hemorrágico (Figura 40.2). Realizado ecocardiograma transesofágico que evidenciou dissecção aórtica proximal. Encaminhada à cirurgia cardíaca de urgência e realizado implante de hemiarco aórtico. Evoluiu sem intercorrências, recebendo alta no 10º dia de internação.

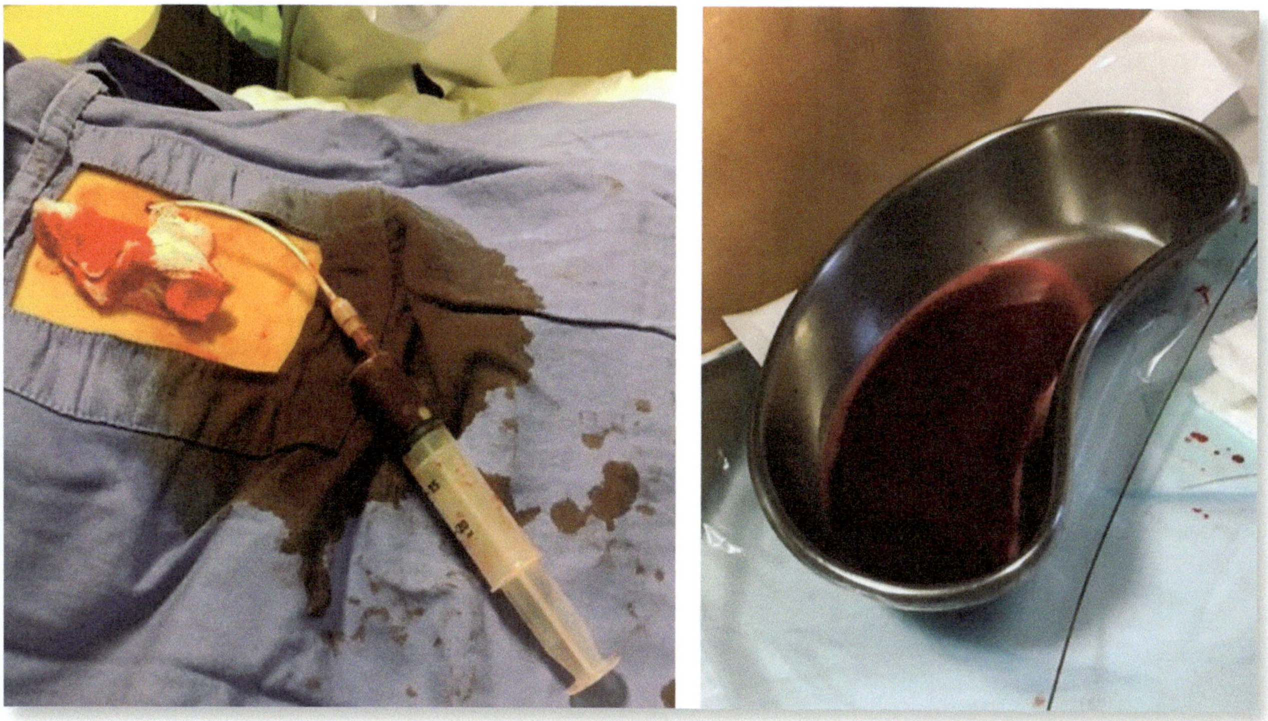

Figura 40.2. Pericardiocentese.

COMENTÁRIO CASO 40

O Choque Cardiogênico (CC) apresenta alta mortalidade e o diagnóstico etiológico precoce permite tratamento mais eficaz com consequente redução da mortalidade intra-hospitalar. O ultrassom torácico (UST) é de fácil manipulação, permitindo uma avaliação rápida e prática da hemodinâmica bem como do fator causal do CC na sala de emergência (SE). Este é um relato de caso onde o UST permitiu uma rápida abordagem terapêutica do CC na SE impactando no bom prognóstico da doente.

LEITURA RECOMENDADA

Erbel R, Aboyans V, Boileau C, Bossone E, Bartolomeo RD, Eggebrecht H, et al. 2014 ESC Guidelines on the diagnosis and treatment of aortic diseases: document covering acute and chronic aortic diseases of the thoracic and abdominal aorta of the adult . The Task Force for the Diagnosis and Treatment of Aortic Diseases of the European Society of Cardiology (ESC). Eur Heart J. (2014) 35:2873–926. 10.1093/eurheartj/ehu281.

CASO 41

Laura Lino

Paciente masculino, 77 anos, enquanto fazia a barba, apresentou perda súbita da consciência seguida de rápida recuperação com consequente lesão corto-contusa em crânio após queda. Internado e instalado Holter 24 horas. Durante exame físico, à palpação cervical, apresentou pausa em ECG com queda da pressão arterial. Qual provável diagnóstico e tratamento?

COMENTÁRIO CASO 41

Perda súbita da consciência com curta duração e recuperação completa e espontanea consiste na descrição de síncope. O quadro é resultante de hipoperfusão cerebral global transitória. Assistolia no ECG > 3 segundos após massagem cervical; hipersensibilidade do seio carotídeo com resposta cardioinibitória, associado a episódio de síncope com trauma, determinam indicação de marcapasso definitivo.

LEITURA RECOMENDADA

Rocha BML, Gomes RV, Cunha GJL, Silva BMV, Pocinho R, Morais R, et al. Diagnostic and therapeutic approach to cardioinhibitory reflex syncope: A complex and controversia lissue. Rev Port Cardiol (Engl Ed). 2019 Sep;38(9):661-673 doi: 10.1016/j.repc.2018.11.007. Epub 2019 Dec 6. PMID: 31813672.

CASO 42

Laura Lino

Paciente feminina, 30 anos, sem comorbidades, com alimentação regrada, sob orientação nutricional. Apresenta no exame laboratorial de rotina LDL:157 mg/dL, além de cansaço, constipação intestinal, pele seca e sobrepeso persistente. O exame físico revela tireoide firme, irregular, indolor e discreatmente aumentada de volume. Qual a possível abordagem diagnóstica e tratamento?

COMENTÁRIO CASO 42

Solicitados exames da função da tireóide que revelaram redução de T3 e T4 livre e aumento do TSH. A paciente foi então encaminhada para um endocrinologista para avaliação e tratamento do hipotireoidismo. No hipotireoidismo, pode ocorrer aumento dos níveis séricos de LDL por redução dos seus receptores celulares. O tratamento consiste no uso regular de hormônios da tireoide sob acompanhamento do especialista.

LEITURA RECOMENDADA

Saavedra A, Rodrigues E, Carvalho D. Dislipidemia Secundária a Hipotiroidismo e Colestase [Dyslipidemia Secondary to Hypothyroidism and Cholestasis]. Acta Med Port. 2020 Mar 2;33(3):204-207 doi: 10.20344/amp.9944. Epub 2020 Mar 2. PMID: 32130100.

CASO 43

Laura Lino

Paciente masculino, 83 anos, internado no CTI por pneumonia comunitária complicada, no décimo terceiro dia de intubação orotraqueal. Iniciado procedimento para realização de traqueostomia cirúrgica à beira-leito. Após infusão dos analgésicos, sedativos e realização do procedimento, mesmo acoplado ao ventilador mecânico, o tórax parou de movimentar; evoluindo com ventilação assincrônica e hipercapnia. Qual o provável diagnóstico, a droga responsável e o tratamento?

COMENTÁRIO CASO 43

O diagnóstico é torax rígido, complicação relatada em centro cirúrgico e CTI mais comumente relacionada ao uso de fentanil. Existem fatores predisponentes, como pacientes em extremos de idades, altas doses e a rapidez com que o medicamento é administrado. O tratamento deve incluir suporte ventilatório e o uso de naloxone (reversor dos opiáceos) associado ao uso de fármacos bloqueadoes neuromusculares.

LEITURA RECOMENDADA

Çoruh B, Tonelli MR, Park DR. Fentanyl-induced chest wall rigidity. Chest. 2013 Apr;143(4):1145-1146. doi: 10.1378/chest.12-2131. PMID: 23546488.

CASO 44

Laura Lino

Paciente masculino, 29 anos, internação prolongada, com diagnóstico inicial de pneumonia por Covid-19, persiste com quadro de congestão pulmonar, sopro sistólico contínuo em foco mitral e pequenas lesões hemorrágicas em palma da mão. Qual diagnóstico presumível, sinais presentes e como prosseguir a investigação?

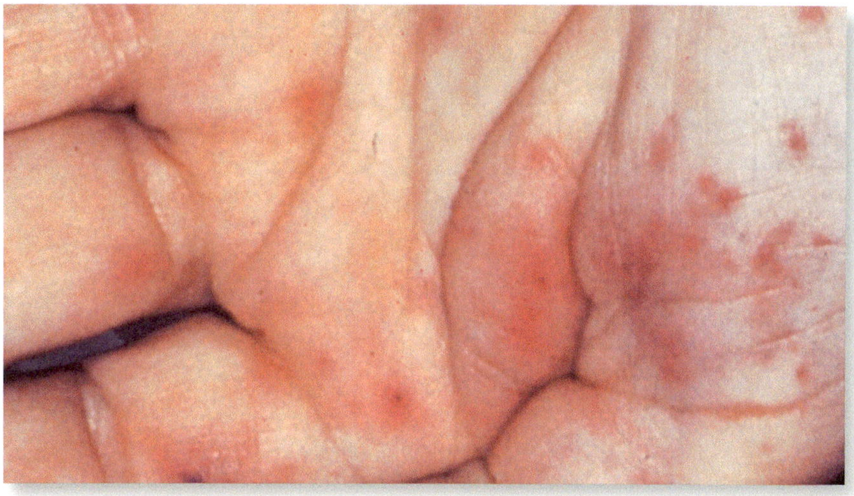

Figura 44.1. Lesões hemorrágicas na palma da mão.

COMENTÁRIO CASO 44

Endocardite infecciosa complicada com insuficiência mitral causando congestão pulmonar. As pequenas lesões hemorrágicas na palma das mãos consistem em um fenômeno vascular associado à EI – lesões de Janeway.

LEITURA RECOMENDADA

Tarasoutchi F, Montera MW, Ramos AIO, Sampaio RO, Rosa VEE, Accorsi TAD, et al. Atualização das Diretrizes Brasileiras de Valvopatias. Arq Bras Cardiol. 2020; 115(4):720-775.

CASO 45

Laura Lino

Paciente masculino, 67 anos, em pós-operatório de correção de aneurisma de aorta abdominal infrarrenal endovascular, evoluiu com constipação, distensão abdominal e acidose metabólica refratária, com hiperlactatemia, não responsiva a hidratação venosa. Necessitou de intubação orotraqueal e droga vasopressora. Qual diagnóstico provável e conduta?

COMENTÁRIO CASO 45

Isquemia mesentérica aguda é uma grave complicação das cirurgias de aorta abdominal, com elevada morbimortalidade. Além do suporte clínico faz-se necessária a realização de imagem, como angiotomografia abdominal ou angiografia mesentérica, para confirmar o diagnóstico e determinar a abordagem terapêutica.

LEITURA RECOMENDADA

Prado Rodríguez A, Mato Búa R, Mera Mujico L, Arca Suárez J, López Sánchez M, Sampayo Rodríguez L, et al. Postoperative lactate elevation as a marker of undelying acute mesenteric ischemia. Description of two cases. Rev Esp Anestesiol Reanim (Engl Ed). 2021 Jun-Jul;68(6):361-366doi: 10.1016/j.redar.2020.08.010. Epub 2020 Nov 7. PMID: 33168179.

CASO 46

Laura Lino

Paciente feminina, 65 anos, pós implante de marca-passo definitivo, evolui com hipotensão aguda. Ao exame físico apresenta RCR, bulhas hipofonéticas, pulmões limpos e turgência jugular. No ECG há um padrão de alternância elétrica. Qual o provável diagnóstico e a conduta?

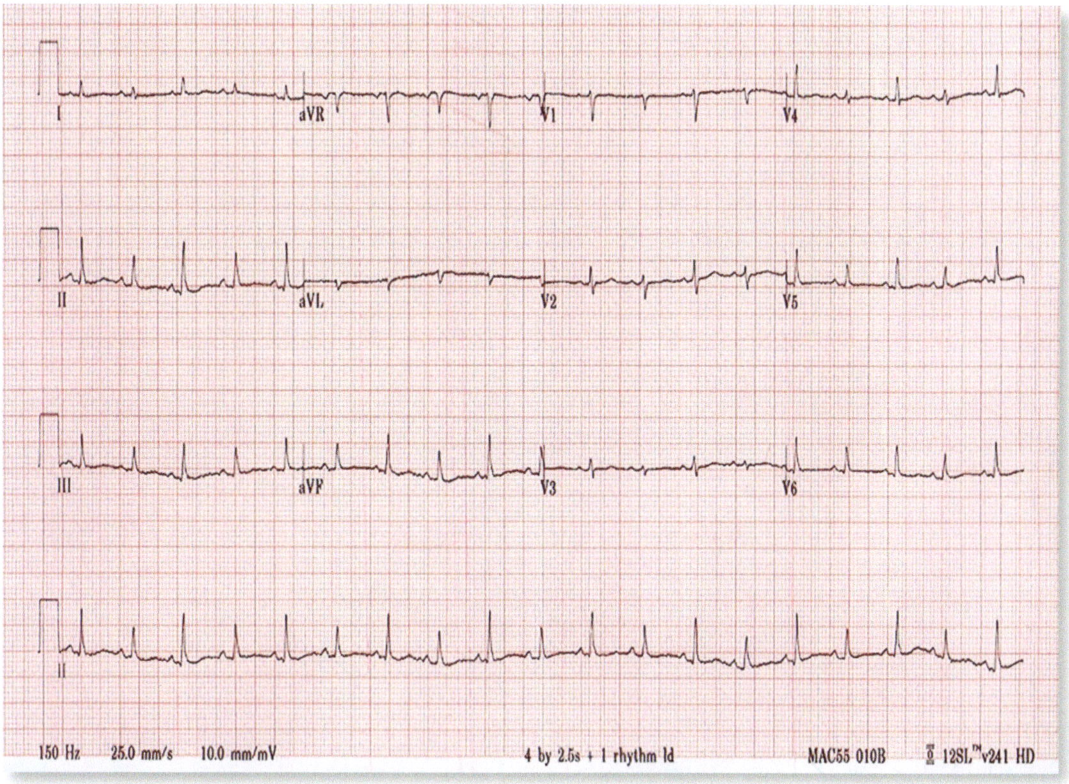

Figura 46.1.

COMENTÁRIO CASO 46

A presença da Tríade de Beck (hipotensão, abafamento das bulhas cardíacas e turgência jugular) associados a alternância elétrica no ECG, sugere derrame pericárdico volumoso levando a um tamponamento cardíaco. A conduta consiste em pericardiocentese de urgência.

LEITURA RECOMENDADA

Ingram D, Strecker-McGraw MK. Electrical Alternans. 2020 Aug 10. In: Stat Pearls [Internet]. Treasurelsl and (FL): Stat Pearls Publishing; 2021 Jan. PMID: 30480962.Available from: https://www.ncbi.nlm.nih.gov/books/NBK534229/.

CASO 47

Laura Lino

Paciente masculino, 55 anos, hipertenso e diabético, no pós-operatório de colecistectomia, evolui com distensão e dor abdominal, além de redução da peristalse e constipação. Realizada tomografia de abdômen sem sinais de obstrução mecânica, identificada dilatação importante do ceco. Laboratório sem alterações eletrolíticas. Qual provável diagnóstico e conduta?

COMENTÁRIO CASO 47

Síndrome de Ogilvie ou pseudo-obstrução colônica aguda deve ser considerada. Há suspeição na ausência de obstrução mecânica, em pacientes com cirurgia recente, infecção subjacente, desequilíbrio eletrolítico e/ou após uso de medicamentos como opioides, antidepressivos e anticolinérgicos. A conduta na maior parte das vezes é conservadora, com suspensão da dieta oral, passagem de sonda nasogástrica, e uso de um fármaco anticolinesterásico como a neostigmina. A descompressão mecânica em alguns casos pode ser necessária.

LEITURA RECOMENDADA

Haj M, Haj M, Rockey DC. Ogilvie's syndrome: management and outcomes. Medicine (Baltimore). 2018 Jul;97(27):e11187. doi: 10.1097/MD.0000000000011187. PMID: 29979381; PMCID: PMC6076157.

CASO 48

Laura Lino

Paciente, 19 anos, admitido na emergência com quadro de dor abdominal intensa associada à hematoquezia. Apresenta manchas melanocíticas em lábios e mãos. Relata história familiar de câncer intestinal. A endoscopia digestiva alta não mostrou alterações e a colonoscopia mostrou a presença de pólipos. Qual o provável diagnóstico?

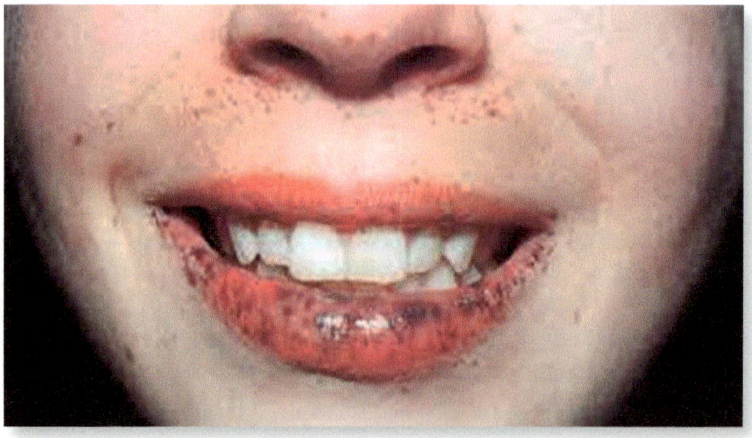

Figura 48.1. Lesões melanociticas nos lábios.

COMENTÁRIO CASO 48

Síndrome de Peutz-Jeghers, é uma doença rara autossômica dominante caracterizada por polipose harmatomatosa do trato gastrointestinal. Os portadores têm maior risco de câncer gastrointestinal. As lesões cutâneas são máculas melanocíticas da pele e mucosa. Os pólipos podem sangrar e causar obstruções. Deve-se fazer rastreamento para os cânceres mais prevalentes nesta síndrome.

LEITURA RECOMENDADA

Wu M, Krishnamurthy K. Peutz-Jeghers Syndrome. 2020 Jul 22. In: Stat Pearls [Internet]. TreasureIsland (FL): Stat Pearls Publishing; 2021 Jan. PMID: 30570978.

CASO 49

Laura Lino

Paciente feminina, 55 anos, com diagnóstico recente de hipertensão arterial, aderente ao tratamento, interna pela segunda vez em seis meses por quadro de edema agudo hipertensivo. Ao exame físico apresenta sopro abdominal em região epigástrica. Qual o provável diagnóstico e conduta?

COMENTÁRIO CASO 49

Diagnóstico de HAS em paciente < de 30 anos, ou > 50 anos, sugere quadro de hipertensão secundária. Somando episódios recorrentes de EAP hipertensivo e sopro abdominal, a principal hipótese é de hipertensão renovascular. Investigação inicial deve ser realizada com USG de vias urinárias e confirmação com arteriografia renal.

LEITURA RECOMENDADA

Textor SC. Management of renovascular hypertension. Curr Opin Cardiol. 2020 Nov; 35(6): 627-635. doi: 10.1097/HCO.0000000000000790.PMID: 32852347.

CASO 50

Laura Lino

Paciente feminina, 33 anos, com quadro de cansaço persistente, palpitação e rouquidão, procura atendimento médico. Radiografia de tórax com congestão pulmonar e retificação do brônquio fonte esquerdo. Relata quadro de amigdalite durante infância e adolescência. Qual seria a hipótese diagnóstica e explicação do quadro de palpitação e rouquidão?

COMENTÁRIO CASO 50

Estenose mitral de etiologia reumática com fatores complicadores, tais como fibrilação atrial, dispneia com provável hipertensão pulmonar e aumento importante do átrio esquerdo provocando desvio do brônquio fonte ipsilateral, além de compressão extrínseca do nervo laringo recorrente, provocando rouquidão, deve ser considerada. Neste caso, estes fatores complicadores possuem indicação cirúrgica.Lembrando que paciente jovem, fértil, com EM grave, deve evitar gravidez pela associação com elevada morbiletalidade materno-fetal.

LEITURA RECOMENDADA

Tarasoutchi F, Montera MW, Ramos AIO, Sampaio RO, Rosa VEE, Accorsi TAD, et al. Atualização das Diretrizes Brasileiras de Valvopatias. ArqBrasCardiol. 2020; 115(4):720-775.

CASO 51

Nathália Rodrigues

Paciente feminina, de 25 anos, admitida no pronto atendimento, queixando de dor torácica contínua há 2 semanas, retroesternal, pleurítica, com irradiação para a crista do trapézio, além de alívio ao curvar-se para frente e piora ao deitar. Nega sintomas associados. Relata quadro gripal um mês atrás de resolução espontânea. Foram realizados exames laboratoriais e eletrocardiograma. Laboratório: Hb 12,0 g/dL leucócitos 6.540/mm^3 plaquetas 260.000/mm^3 PCR: 3,5 mg/dL troponina 10 ng/mL (VR < 34 ng/mL) VHS:60 mm/h. Conforme eletrocardiograma abaixo e dados clínicos, qual a hipótese diagnóstica e manejo?

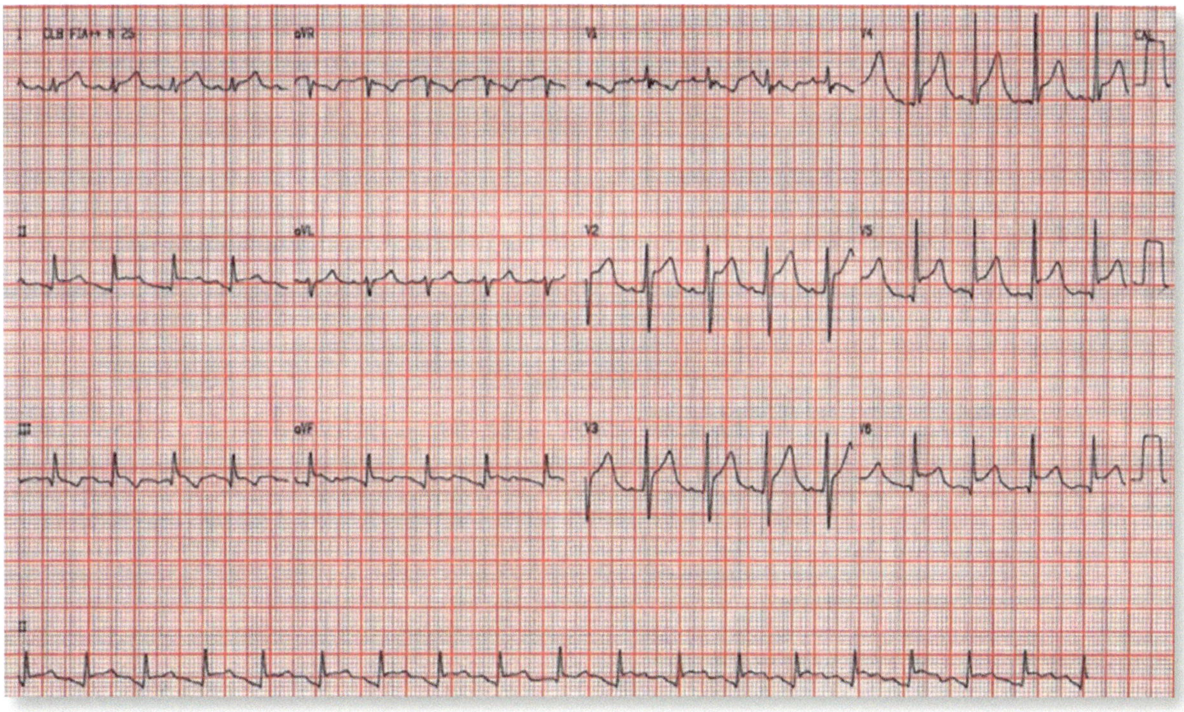

Figura 51.1. Eletrocardiograma.

COMENTÁRIO CASO 51

*Trata-se de pericardite aguda, definida como conjunto de sinais e/ou sintomas resultantes da inflamação do pericárdio. A causa mais comum é a idiopática, presumivelmente viral na maioria dos casos. É caracterizada por dor torácica subesternal, epigástrica ou precordial, com irradiação para a crista do trapézio (achado específico). Em pontada ou pleurítica. Alivia ao curvar-se para frente (*prece maometana*) e piora em decúbito dorsal. Os critérios diagnósticos são (pelo menos 2 dos 4 critérios): dor torácica, atrito pericárdico, alteração eletrocardiográfica (que inclui elevação difusa do segmento ST e infra difuso do segmento PR) e derrame pericárdico. O tratamento medicamentoso indicado é aspirina 650-1000 mg 3 vezes ao dia, ou ibuprofeno 600 a 800 mg 3 vezes ao dia por 1 a 2 semanas, associado a colchicina 0,5 mg 2 vezes ao dia, por 3 meses. Para casos refratários, associar prednisona 0,2 a 0,5 mg/kg/dia por 2 semanas.*

LEITURA RECOMENDADA

Adler Y, Charron P, Imazio M, et al. 2015 ESC Guidelines for the diagnosis and management of pericardial diseases: The Task Force for the Diagnosis and Management of Pericardial Diseases of the European Society of Cardiology (ESC) Endorsed by: The European Association for Cardio-Thoracic Surgery (EACTS). Eur Heart J. 2015; 36:2921.

CASO 52

Nathália Rodrigues

Paciente masculino, de 58 anos, sem comorbidades prévias, é admitido referindo episódios de tontura rotatória iniciada há aproximadamente 2 horas, de caráter súbito, curta duração, pior com a mudança postural, associada a náuseas e vômitos. De acordo com o quadro, como prosseguir?

COMENTÁRIO CASO 52

A paciente acima apresenta clínica de vertigem, com características de etiologia periférica (rotatória, postural, além de náuseas e vômitos associados). As principais causas periféricas são vertigem posicional paroxística benigna (VPPB), doença de Menière, neurite vestibular e labirintite. Esse diagnóstico pode ser avaliado com a manobra Dix-Hallpike, que consiste em colocar o paciente em posição sentada, com a cabeça rodada lateralmente a 45 graus (direita ou esquerda, conforme o lado a ser testado). Promovendo uma rápida mudança para decúbito dorsal, com o examinador segurando a cabeça do paciente, pendente para trás em aproximadamente 30 graus. O paciente fica imobilizado nessa posição, com os olhos abertos. Apresentando nistagmo, segundos após o estímulo, com duração menor que 45 segundos sugere VPPB. O tratamento inclui a manobra de reposicionamento de Epley (reposição canalítica composta por uma série de movimentos da cabeça) e a reabilitação vestibular.

LEITURA RECOMENDADA

Marchiori LLM, Melo JJ, Romagnoli CR, Oliveira TB. Epley's Maneuver in Benign Paroxysmal Positional Vertigo: Series of Cases Reports. Int. Arch. Otorhinolaryngol. 2011; 15(2):151-155.

CASO 53

Nathália Rodrigues

Paciente masculino, 78 anos, portador de hipertensão, relata síncope há uma hora atrás, com duração de 1 minuto aproximadamente, em posição sentada, referindo fraqueza. Sem sintomas após despertar. Sinais vitais: FC 42 bpm; PA 110 x 80 mmHg; SpO_2 98%; FR 16 irpm (Figura 53.1). Qual provável etiologia da síncope e seu tratamento?

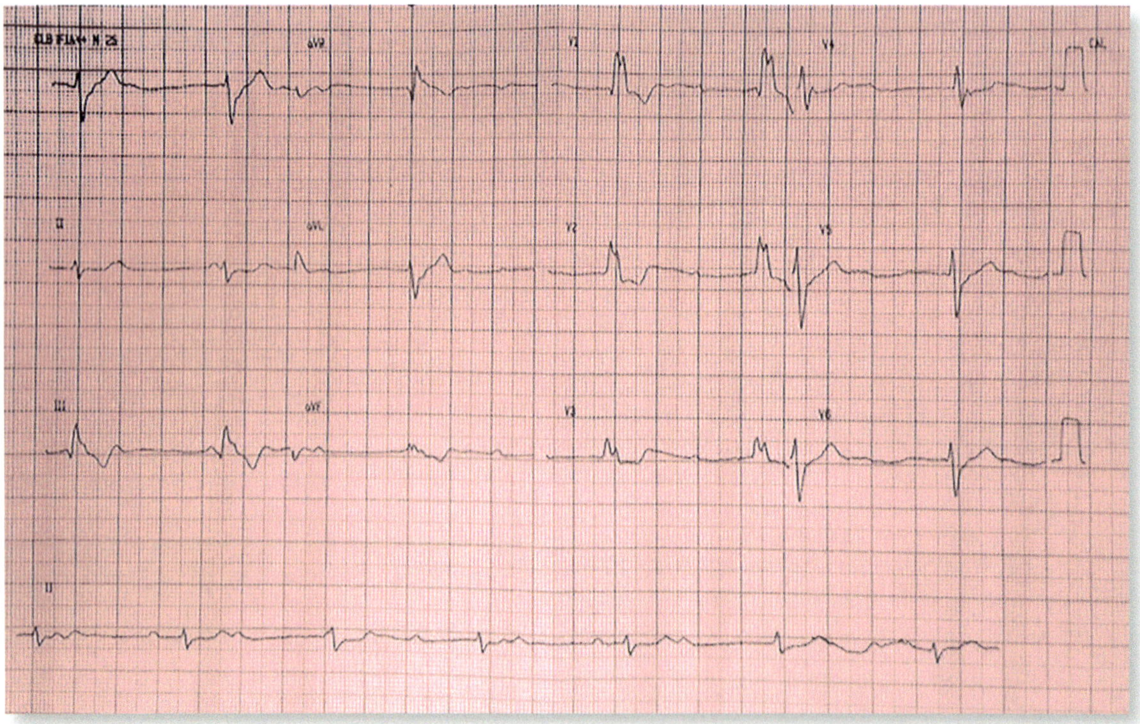

Figura 53.1. Eletrocardiograma.

COMENTÁRIO CASO 53

O paciente apresenta uma síncope cardiogênica, devido a um bloqueio atrioventricular total diagnosticado no eletrocardiograma. O tratamento proposto é a passagem de marca-passo provisório, caso apresente instabilidade hemodinâmica. E quão logo, o implante de marca-passo definitivo.

LEITURA RECOMENDADA

Brignole M, Moya A, J de Lange F, Deharo J-C, Elliott PM, Fanciulli A, et al. 2018 ESC Guidelines for the diagnosis and management of syncope. European Heart Journal. 2018;39(21):1883-1948. https://doi.org/10.1093/eurheartj/ehy037.

CASO 54

Nathália Rodrigues

Paciente masculino, 30 anos, usuário de drogas ilícitas injetáveis, apresentando quadro febril diário há 3 semanas, associado a prostração e inapetência. Nega comorbidades prévias. Sinais vitais: FC 110 bpm PA 120 x 70 mmHg SpO_2 98% FR 18irpm Tax 38,5°C. Exames laboratoriais: Hb 11 g/dL 11 leuc 12.840 mm^3 plq 320.000 mm^3 PCR: 2,3mg/dL. Hemoculturas: 2 amostras com crescimento de *S. aureus*. Realizado ecocardiograma que evidenciou vegetação em válvula tricúspide, válvula normofuncionante. Quais os critérios que definem o diagnóstico? Qual o tratamento?

COMENTÁRIO CASO 54

Considerando o diagnóstico de endocardite infecciosa de válvula nativa, os critérios de Duke encontrados no quadro clínico são: 2 critérios maiores (agentes típicos em duas amostras de hemocultura, vegetação encontrada em ecocardiograma). Além disso, o paciente ainda apresenta dois critérios menores (febre e ser usuário de drogas injetáveis). O tratamento proposto é terapia antibiótica inicialmente com vancomicina e gentamicina por 4 a 6 semanas.

LEITURAS RECOMENDADAS

Habib G, Lancellotti P, Antunes MJ, Bongiorni MG, Casalta J-P, Del Zotti F, et al. ESC Scientific Document Group, 2015 ESC Guidelines for the management of infective endocarditis: The Task Force for the Management of Infective Endocarditis of the European Society of Cardiology (ESC) Endorsed by European Association of Nuclear Medicine (EANM). European Heart Jounal. 2015;36(44):3075-3128. https://doi.org/10.1093/eurheartj/ehv319.

Sobreiro DI, Sampaio RO, Siciliano RF, Brazil CVA, Branco CEB, Lopes ASSA, et al. Diagnóstico Precoce da Endocardite Infecciosa: Desafios para um Prognóstico Melhor. Arq Bras Cardiol. 2019; 112(2):201-3.

CASO 55

Nathália Rodrigues

Paciente feminina, 40 anos, sobrepeso, queixando de dor abdominal em hipocôndrio direito há 3 dias, com piora no período pós-prandial. Refere náuseas e vômitos associados. Exames laboratoriais: Hb 13 g/dL leuc 14.200/mm^3 plq 290.000/mm^3 PCR: 4,8 mg/dL TGO 25 U/L TGP 30 U/L GGT 120 U/L FA 180 U/L BT 1,2 mg/dL BD 0,8 mg/dL. Qual a suspeita diagnóstica? Qual exame complementar poderia auxiliar? E quais achados seriam encontrados?

COMENTÁRIO CASO 55

O diagnóstico mais provável é de colecistite aguda. O exame de imagem complementar indicado seria a ultrassonografia de abdome, sendo os achados sugestivos: dilatação das vias biliares intra-hepáticas, vesícula biliar distendida e espessada, além de cálculos em seu interior.

LEITURAS RECOMENDADAS

Okamoto K, Suzuki K, Takada T, Strasberg SM, Asbun HJ, Endo I, et al. Tokyo Guidelines 2018: flowchart for the management of acute cholecystitis. J Hepatobiliary Pancreat Sci. 2018 Jan; 25(1):55-72. doi: 10.1002/jhbp.516. Epub 2017 Dec 20. Erratum in: J Hepatobiliary Pancreat Sci. 2019 Nov; 26(11):534. PMID: 29045062.

Gomi H, Solomkin JS, Schlossberg D, Okamoto K, Takada T, Strasberg SM, et al. Tokyo Guidelines 2018: antimicrobial therapy for acute cholangitis and cholecystitis. J Hepatobiliary Pancreat Sci. 2018;25:3-16. https://doi.org/10.1002/jhbp.518.

CASO 56

Nathália Rodrigues

Paciente feminina, 54 anos, portadora de câncer de mama em tratamento com quimioterápicos, é admitida no pronto atendimento referindo dor torácica do tipo pleurítica em hemitórax esquerdo, associada a dispneia súbita iniciada há 12 horas. Sinais vitais: FC 108 bpm FR 26 irpm SpO_2 95% PA 130 x 80 mmHg. Eletrocardiograma evidenciou taquicardia sinusal. Qual suspeita diagnóstica? Quais exames complementares poderiam auxiliar? Qual o tratamento?

COMENTÁRIO CASO 56

A paciente apresenta suspeita clínica de tromboembolismo pulmonar, pontuando 5,5 pontos no Escore de Wells (taquicardia, neoplasia, ausência de outro diagnóstico mais provável). Alguns dos exames complementares seriam D-dímero (valor preditivo negativo), doppler venoso de membros inferiores e angiotomografia pulmonar. O tratamento imediato é anticoagulação plena com heparina de baixo peso molecular. Filtro de veia cava é uma opção, se contraindicação à anticoagulação. Se instabilidade hemodinâmica, realizar trombólise, salvo contraindicações.

LEITURA RECOMENDADA

Konstantinides SV, Meyer G, Becattini C, Bueno H, Geersing G-J, Harjola V-P, et al. ESC Scientific Document Group, 2019 ESC Guidelines for the diagnosis and management of acute pulmonary embolism developed in collaboration with the European Respiratory Society (ERS): The Task Force for the diagnosis and management of acute pulmonary embolism of the European Society of Cardiology (ESC). European Heart Journal. 2020; 41(4):543-603. https://doi.org/10.1093/eurheartj/ehz405.

CASO 57

Nathália Rodrigues

Paciente masculino, 78 anos, portador de hipertensão e diabetes mellitus, refere dor abdominal em fossa ilíaca esquerda há 4 dias, associada a febre (38,5°C), náuseas e vômitos. Nega perda de peso. Relata constipação crônica. Exames laboratoriais: leuc 15.600/mm^3 e PCR 18 mg/dL. Exame de urina normal. Qual possível diagnóstico e manejo?

COMENTÁRIO CASO 57

A suspeita diagnóstica é diverticulite aguda, sendo necessária a realização de tomografia de abdome para elucidação do quadro. O tratamento medicamentoso proposto é terapia antibiótica com ciprofloxacino/ou levofloxacino e metronidazol por 7 a 10 dias, ou amoxicilina com clavulanato por 7 a 10 dias. Em caso de diverticulite complicada, é necessária abordagem cirúrgica ou minimamente invasiva – radiointervenção.

LEITURAS RECOMENDADAS

García-Marín A, Rodríguez-Cazalla L, Bernabeu-Herráiz C, Madrid-Baños B, Morales-Calderón M, Compañ-Rosique A. Out patient treatment of uncomplicated acute diverticulitis. Analysis of our experience [Tratamiento ambulatorio de la diverticulitis aguda no complicada. Análisis de nuestra experiencia]. Cir Cir. 2019; 87(1):40-44. Spanish. doi: 10.24875/CIRU.18000408. PMID: 30600803.

González Plo D, Plá Sánchez P, León Gámez CL, Remirez Arriaga X, Rial Justo X, Artés Caselles M, et al. Update on the management of uncomplicated acutedi verticulitisatour centre. Equally effective, more efficient. GastroenterolHepatol. 2020 Oct; 43(8):426-430. English, Spanish. doi:10.1016/j.gastrohep.2020.01.006. Epub 2020 May 17. PMID: 32434733.

CASO 58

Nathália Rodrigues

Paciente masculino, de 74 anos, portador de diabetes mellitus, doença arterial coronariana e hipertensão, foi admitido na UTI 24 horas atrás, em pós-operatório de correção de fratura transtrocantérica de fêmur direito. Evoluiu com dispneia progressiva, febre e rebaixamento do nível de consciência, além de petéquias nos membros e tronco. Sinais vitais: FC 122 bpm FR 28 irpm SpO_2 90%. PA 120 x 90 mmHg. Exames laboratoriais: Hb 8,0 g/dL leuc 11.200/mm^3 plaquetas 90.000/mm^3. Qual a principal hipótese diagnóstica e a conduta?

COMENTÁRIO CASO 58

Neste caso, deve-se suspeitar da síndrome de embolia gordurosa (SEG). O diagnóstico é clínico, de acordo com os critérios de Gurd (01 maior + 04 menores). Os critérios maiores são: depressão do sistema nervoso, petéquias e insuficiência respiratória. Os menores: febre, taquicardia, trombocitopenia, anemia inexplicada, lipidúria e embolia retiniana. Não existe tratamento específico. O manejo consiste em suporte clínico, na maioria das vezes, os pacientes são submetidos a ventilação mecânica protetora e suporte hemodinâmico. A prevenção principal é imobilização e correção precoces das fraturas de ossos longos.

LEITURA RECOMENDADA

Rothberg DL, Makarewich CA. Fat embolism and Fat Embolism Syndrome. J Am Acad Orthop Surg. 2019 Apr 15;27(8):e346-e355. doi: 10.5435/JAAOS-D-17-00571. PMID: 30958807.

CASO 59

Bruna Cerbino

Paciente do sexo feminino, 45 anos, branca, natural e residente no Rio de Janeiro. Iniciou, há 5 dias, quadro diarreico com até 15 evacuações ao dia, fezes aquosas, amareladas, de pequeno volume, com muco e sem sangue, acompanhado de dor abdominal do tipo cólica, difusa, de moderada intensidade e tenesmo. Há 1 dia, passou a apresentar febre (39°C) e náuseas, que a impedem de se alimentar. Faz uso regular de losartana. Nega tabagismo e etilismo.

Ao exame físico, apresentava-se em regular estado geral, lúcida e orientada, desidratada (2+/4+), taquicárdica (110 bpm) e a temperatura axilar de 38°C. Exame do aparelho cardiovascular, respiratório e neurológico era normal. O abdome encontrava-se distendido, com peristalse aumentada e doloroso à palpação difusamente, sem sinais de irritação peritoneal. Referia sede. Laboratorialmente, exibia 4.280 leucócitos, 81% de neutrófilos segmentados, PCR 8,2 mg/L (VR: até 3 mg/dL), ureia 50 mg/dL, creatinina 1,45 mg/dL. Não havia alterações de sódio, potássio e magnésio. PCR para COVID-19 não detectado.

Foi realizado um painel molecular para gastroenterites, cujo resultado se encontra abaixo.

Qual a sua conduta diante do quadro?

Data de Coleta/Recebimento: 16/07/2021 — Hora Aproximada: 12:11 BRT

Painel Gastrointestinal Molecular - Bactérias, Vírus e Parasitas

Relação de Patógenos Pesquisados
(Material: Fezes) — (Método: RT-PCR FilmArray)

Bactérias:		
Campylobacter (jejuni, coli e upsaliensis)	**Negativo**	Negativo
Clostridium difficile (toxina A/B)	**Negativo**	Negativo
Plesiomonas shigelloides	**Negativo**	Negativo
Salmonella	**Positivo**	Negativo
Yersinia enterocolítica	**Negativo**	Negativo
Vibrio (parahaemolyticus, vulnificus e cholerae)	**Negativo**	Negativo
Vibrio cholerae	**Negativo**	Negativo
Escherichia coli / Shigella diarreiogênicas:		
Escherichia coli enteroagregativa (EAEC)	**Negativo**	Negativo
Escherichia coli enteropatogênica (EPEC)	**Negativo**	Negativo
Escherichia coli enterotoxigênica (ETEC) lt/st	**Negativo**	Negativo
Escherichia coli produtora de toxina Shiga (STEC) stx1/stx2	**Negativo**	Negativo
Shigella/ Escherichia coli enteroinvasiva (EIEC)	**Negativo**	Negativo
Parasitas:		
Cryptosporidium	**Negativo**	Negativo
Cyclospora cayetanensis	**Negativo**	Negativo
Entamoeba histolytica	**Negativo**	Negativo
Giardia lamblia	**Negativo**	Negativo
Vírus:		
Adenovírus F 40/41	**Negativo**	Negativo
Astrovírus	**Negativo**	Negativo
Norovirus GI/GII	**Negativo**	Negativo
Rotavírus A	**Negativo**	Negativo
Sapovirus (I, II, IV e V)	**Negativo**	Negativo

Nota:
1. O FilmArray Painel GI está indicado no auxílio do diagnóstico de agentes específicos associados às doenças gastrointestinais e os resultados devem ser utilizados em conjunto com outros dados clínicos, laboratoriais e epidemiológicos.
2. O agente detectado pode não constituir a causa real da doença. A possibilidade de infecções ou co-infecções com organismos não incluídos no FilmArray painel GI deve ser considerada de acordo com o contexto clínico do paciente.
3. Devido às elevadas taxas de carreador assintomático de toxina A/B de C. difficile, a detecção do C. difficile toxigênico deve ser interpretada no contexto da apresentação clínica e dos dados epidemiológicos.

COMENTÁRIO CASO 59

Trata-se de uma paciente com gastroenterite aguda, cujo diagnóstico é essencialmente clínico, feito a partir da história de diarreia (> de 3 episódios em 24 h, com diminuição da consistência das fezes ou peso superior a 200 g/dia) de início recente (menos de 14 dias) e presença de sintomas típicos associados (náuseas, vômitos, dor e/ou distensão abdominal, febre, hiporexia). O quadro geralmente é autolimitado, porém, em alguns casos, especialmente nos de maior gravidade e nos extremos de idade, também são identificados sinais de desidratação, como sensação de sede, diminuição do turgor da pele, taquicardia, hipotensão e alteração do estado mental, requerendo maior atenção e terapêutica precisa para obter desfecho favorável.

A maioria dos casos de gastroenterite aguda são causados por vírus, não necessitando assim de terapia específica, além do suporte com hidratação e sintomáticos. No entanto, diante da presença de sinais de alarme, tais como febre persistente, disenteria, alta frequência de evacuações diárias, acometimento sistêmico e/ou instabilidade hemodinâmica, idade avançada, presença de comorbidades e imunossupressão, devemos lançar mão do auxílio laboratorial. Nessas situações, devem ser solicitados hemograma, PCR, VHS, função renal, eletrólitos, parasitológico de fezes, coprocultura e elementos anormais nas fezes (EAF) ou, caso disponível, o painel molecular para gastroenterites.

A paciente encontrava-se incapaz de utilizar a via oral para manter um grau de hidratação adequado, mesmo após fazer uso de 8 mg de ondansetrona IV. Dessa forma, foi internada para receber reposição hídrica com cristaloide, antiemético regular e antibioticoterapia com Ciprofloxacino, pois, como visto na imagem, Salmonella *foi identificada como sendo a responsável pelo quadro.*

Após 48h, apresentava melhora clínica expressiva, já sem diarreia, afebril, aceitando dieta oral e, concomitantemente, exibia normalização da função renal e queda da PCR. Recebeu alta com orientações dietéticas (pobre em gorduras, condimentos, embutidos, cafeína e lactose), reposição de fluidos, manutenção da antibioticoterapia até completar 5 dias e sintomáticos, caso necessário. Vale lembrar que medicamentos que alteram a motilidade intestinal, como a loperamida, são absolutamente contraindicados na diarreia aguda infecciosa.

LEITURAS RECOMENDADAS

Riddle MS, DuPont HL, Connor BA. ACG Clinical Guideline: Diagnosis, Treatment, and Prevention of Acute Diarrheal Infections in Adults. Am J Gastroenterol. 2016; 111:602–622.

Truchis P, Truchis A. Acute infectious diarrhea. Presse Med. 2007 Apr; 36(4 Pt 2):695-705.

CASO 60

Bruna Cerbino

Paciente feminina, 80 anos, com hipertensão prévia (uso regular de valsartana 160 mg/dia) e obesidade grau I, relata que, algumas horas após libação alimentar, passou a apresentar dor abdominal de forte intensidade em andar superior do abdome, irradiada para o dorso, acompanhada de náuseas e múltiplos episódios de vômitos. Nega tabagismo e refere etilismo social de 1 taça de vinho ou 2 latinhas de cerveja por semana. Desconhece histórico de alergias medicamentosas. Nega uso de outros medicamentos ou suplementos. Na chegada à Unidade de Emergência, encontra-se lúcida e orientada, ansiosa, apresentando sudorese profusa, frequência cardíaca de 115 bpm, pressão arterial de 99 x 59 mmHg, frequência respiratória de 22 irpm e $SatO_2$ a 96% em ar ambiente. Ao exame físico, apresenta ritmo cardíaco regular, estertores crepitantes finos em base esquerda e discreta distensão abdominal, com dor à palpação em região epigástrica. Iniciada reposição volêmica com cristaloide, analgesia com dipirona e administrada bromoprida. Coletado sangue para exames laboratoriais.

Diante do quadro, quais as principais hipóteses e que exames você solicitaria?

COMENTÁRIO CASO 60

A principal hipótese diagnóstica é a de abdome agudo inflamatório, cujas causas possíveis compreendem: pancreatite aguda, colecistite aguda e doença ulcerosa péptica. Os exames iniciais necessários para firmar o diagnóstico incluem: hemograma completo, enzimas hepáticas e pancreáticas, marcadores inflamatórios, como PCR e/ou VHS, radiografia de tórax, ultrassonografia de abdome, além de troponina e ECG para exclusão de eventos agudos coronarianos.

Após estabilização inicial, recebemos ECG, o qual exibia ritmo sinusal e ausência de alterações isquêmicas agudas, e o seguinte laboratório:

Hemoglobina (g/dL)	14	12 – 16
Hematócrito (%)	43	36 – 46
Leucócitos (µL)	10.980	4.500 – 11.000
PCR (mg/dL)	25.5	< 1
Amilase (U/L)	3431	30 – 110
Lipase (U/L)	> 30.000	23 – 300
ALT (U/L)	25	15 – 36
AST (U/L)	19	Inferior a 35
FA (U/L)	54	38 – 126
GGT (U/L)	22	12 – 43
BT/BD (mg/dL)	0.28/0.14	até 1.3/até 0.3
Troponina (pg/mL)	12	Inferior a 34

Tais resultados, associados às manifestações clínicas apresentadas, permitem-nos inferir que a paciente em questão está com uma pancreatite aguda, cujo diagnóstico requer a presença de ao menos 2 dos seguintes critérios:

- *Dor em andar superior do abdome.*
- *Aumento de amilase e/ou lipase maior que 3 vezes o limite superior da normalidade.*
- *Achados compatíveis com pancreatite aguda em exames de imagem.*

Estabelecido o diagnóstico e concluída a reposição hídrica com 1.000 mL de ringer lactato na 1ª hora, mantemos nossa paciente em dieta zero, com adequada analgesia e hidratação com cerca de 200 mL/h de cristaloide, o suficiente para a normalização dos sinais vitais e obtenção de diurese de 0,5 mL/kg/h. A terapia antimicrobiana profilática não mostrou benefício nos casos de pancreatite aguda, sendo na verdade prejudicial, por favorecer o surgimento de infecção fúngica secundária. Seu emprego é restrito aos casos de necrose pancreática infectada. Na sequência, a avaliação da gravidade deve ser feita, para adequada alocação da paciente em quarto ou unidade de terapia intensiva. Diversos scores e critérios podem ser empregados para este fim, a exemplo: Ranson, BISAP e APACHE II.

Outro ponto fundamental é a identificação da etiologia da pancreatite aguda, sendo as mais comuns a litíase biliar e o consumo alcoólico exacerbado seguidos por hipertrigliceridemia, especialmente quando seu nível sérico se encontra acima de 1.000 mg/dl e a hipercalcemia. Assim, acrescentamos à rotina laboratorial a dosagem de triglicerídeos (122 mg/dL, VR: até 150 mg/dL) e cálcio (1,14 mmol/L, VR: até 1,32 mmol/L).

Todo paciente com pancreatite aguda deve ser submetido à ultrassonografia de abdome, para identificar a presença de cálculos biliares, enquanto que a tomografia computadorizada com contraste venoso é indicada no primeiro atendimento somente nos casos de dúvida diagnóstica. Neste caso, a USG de abdome revelou a presença de esteatose hepática, além de vesícula biliar normodistendida, de paredes finas e sem evidências de cálculos em seu interior (Figura 60.1). Via biliar de calibre normal. Pâncreas aumentado, com textura heterogênea, sem evidência de lesão focal detectável ao método (Figura 60.2). Prosseguiu-se a investigação com colangioressonância, a qual não identificou cálculos na vesícula/via biliar (Figuras 60.3 e 60.4). Paciente apresentou melhora clínica, com resolução das náuseas e vômitos. Abdome peristáltico e indolor, sendo iniciada dieta oral hipolipídica no 3º dia, com boa aceitação. Após melhora do quadro, realizou ecoendoscopia biliopancreática, que confirmou a presença de microlitíase (Figura 60.5). Submetida à colecistectomia na mesma internação, segue em acompanhamento ambulatorial sem novas queixas gastrointestinais.

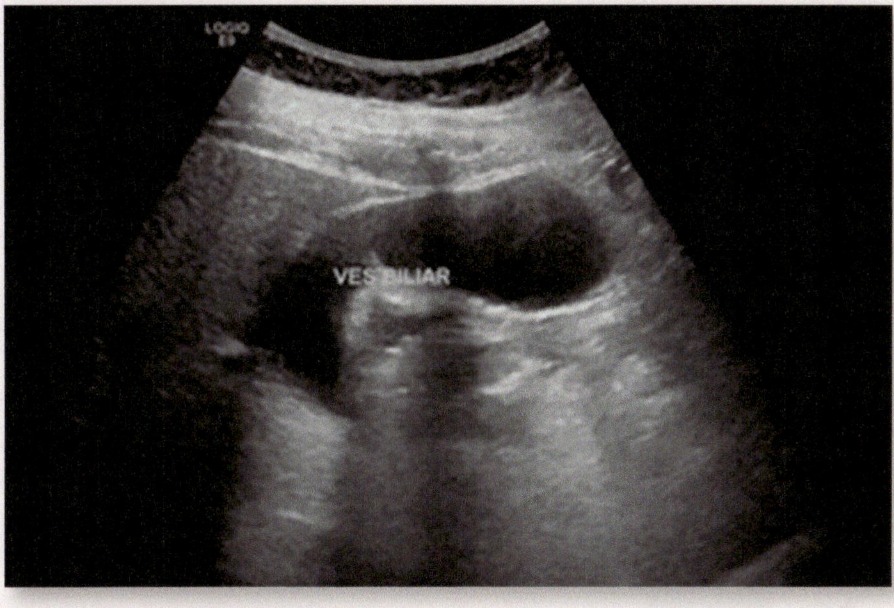

Figura 60.1. USG: vesícula biliar de paredes finas, sem cálculos em seu interior.

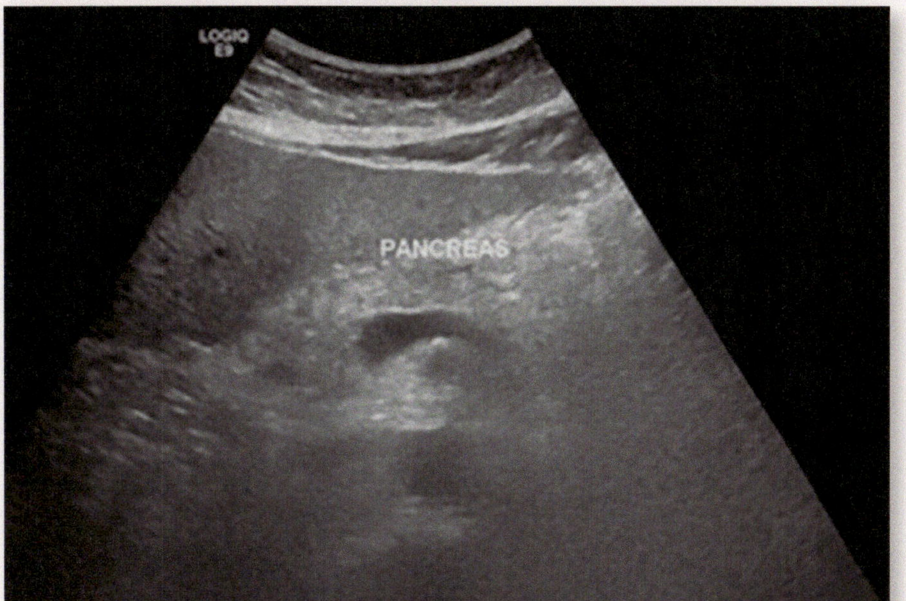

Figura 60.2. USG: Pâncreas aumentado de tamanho, com textura heterogênea.

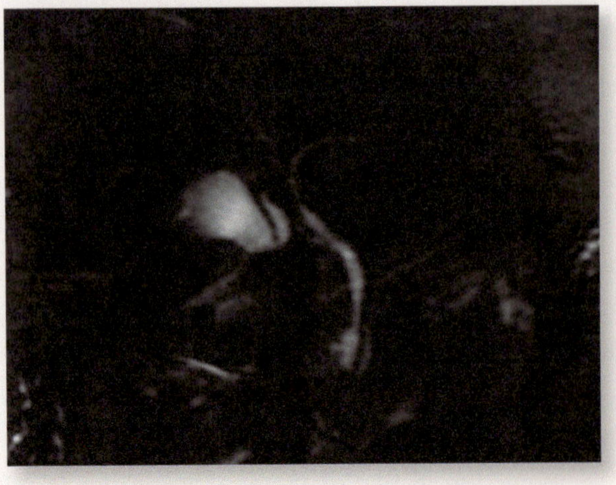

Figura 60.3. ColangioRM: vesícula biliar sem cálculos em seu interior. Via biliar de calibre normal, sem falhas de enchimento.

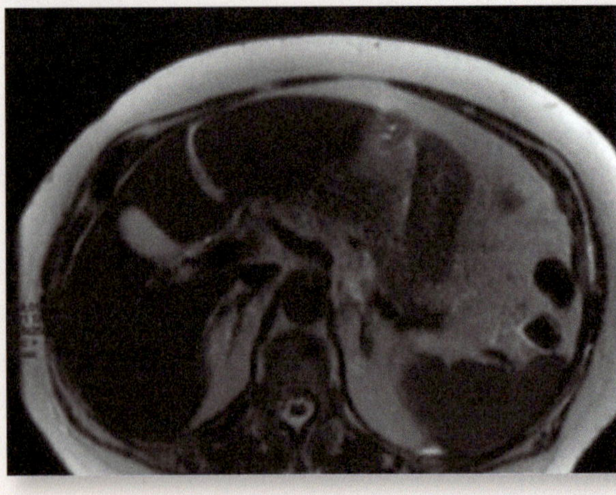

Figura 60.4. ColangioRM de abdome superior: Hepatocolédoco de calibre normal, sem evidências de cálculos. Vesícula biliar distendida, com paredes finas e conteúdo homogêneo em seu interior. Pâncreas de espessura aumentada. Ducto pancreático principal de calibre normal.

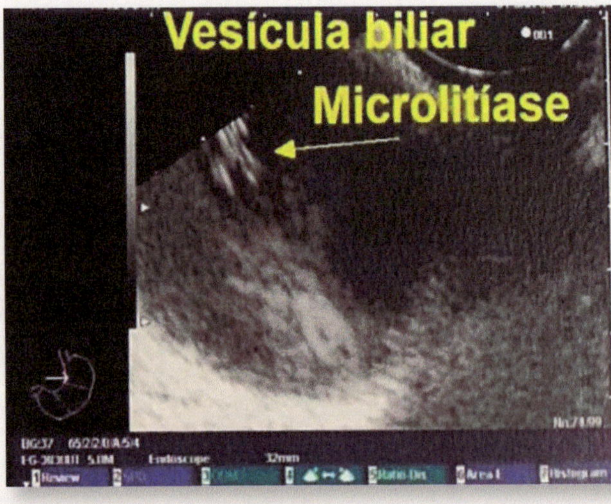

Figura 60.5. Ecoendoscopia exibindo vesícula biliar com conteúdo homogêneo, correspondendo à lama biliar/microcálculos.

LEITURAS RECOMENDADAS

Argaiz ER, Moraes AG. Acute pancreatitis. Lancet. 2021 Jan 23;397(10271):279.

Forsmark CE, Vege SS, Wilcox CM. Acute Pancreatitis. N Engl J Med. 2016; 375:1972-1981.

CASO 61

Bruna Cerbino

Paciente feminina, 70 anos, previamente hipertensa, em uso de losartana 50 mg/dia, dá entrada na Unidade referindo, que há cerca de 4 dias, passou a apresentar alteração do hábito intestinal (constipação) associada à distensão abdominal. Hoje, iniciou quadro álgico em fossa ilíaca esquerda, de moderada intensidade, persistente, que piora à movimentação, associado a náuseas, o que motivou sua vinda. Qual sua principal hipótese diagnóstica e como confirmá-la?

COMENTÁRIO CASO 61

Instalação aguda de dor no quadrante inferior esquerdo, acompanhada de náuseas ou vômitos, com ou sem febre, em paciente com mais de 50 anos deve levantar a suspeita de diverticulite aguda, complicação presente em cerca de 5% dos pacientes que apresentam divertículos colônicos. Fatores de risco para seu desenvolvimento incluem: idade avançada, dieta pobre em fibras, alto consumo de carne vermelha, sedentarismo e obesidade. O local mais comum de acometimento do cólon por divertículos, no ocidente, é o sigmoide. Os exames de escolha para corroborar esta hipótese diagnóstica consistem em hemograma completo e PCR, os quais refletem o quadro inflamatório, e a TC de abdome e pelve, que não só confirma o diagnóstico, mas também auxilia na avaliação do risco iminente de complicações, como abscessos, perfurações localizadas e fístulas (Figuras 61.1 A e B).

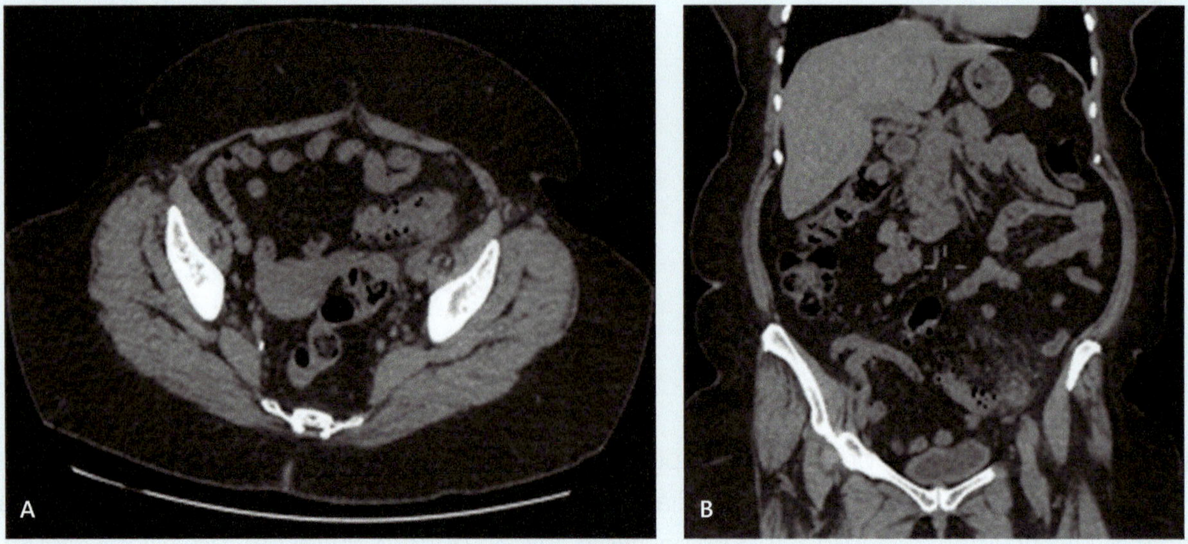

Figura 61.1 A e B. Nota-se espessamento parietal do sigmoide, múltiplos divertículos e densificação da gordura adjacente, compatível com diverticulite aguda não complicada.

Nos pacientes com formas leves (sem febre alta, peritonite ou vômitos), não recorrentes e não complicadas, o tratamento pode ser feito ambulatorialmente com dieta líquida sem resíduos, hidratação e antibioticoterapia, sendo que, na atualidade, alguns autores já advogam que casos leves podem ser conduzidos sem a obrigatoriedade do uso de antibióticos, haja vista tratar-se de condição essencialmente inflamatória. No entanto, consideramos que toda diverticulite, inerentemente à sua fisiopatologia, acarreta microperfuração e, assim, optamos por realizar a antibioticoterapia. Em relação a seu espectro, este deve assegurar a cobertura contra bactérias aeróbicas, anaeróbicas e Gram-negativas, especialmente Escherichia coli *e* Bacterioides *spp., comuns ao trato gastrointestinal. Sendo assim, nossa escolha recai sobre o emprego de quinolonas (ciprofloxacino) em associação com metronidazol, cefalosporina de terceira geração (ceftriaxone, ceftazidime, cefotaxime) associada ao metronidazol ou amoxicilina + ac. clavulânico isoladamente, este último preferível para os pacientes ambulatoriais, pela facilidade posológica e ampla disponibilidade. Tal tratamento deve ser mantido por 7 a 10 dias, e a melhora clínica pode ser observada dentro de 2 a 4 dias.*

Com relação ao controle da dor, deve-se evitar o uso de anti-inflamatórios e corticosteroides, uma vez que estes têm sido relacionados a um maior risco de perfuração de cólon. Internação hospitalar está indicada para os casos de maior gravidade, na impossibilidade de uso da via oral, nas falhas terapêuticas, pacientes com múltiplas comorbidades e imunossuprimidos. Inicialmente devem ser mantidos em jejum, receber hidratação venosa e, após coleta de hemoculturas, antibióticos.

Os pacientes que apresentaram diverticulite aguda devem ser orientados quanto à possibilidade de recidiva do quadro, a manter-se ativos fisicamente, com controle do peso e a adotar dieta rica em fibras após o episódio agudo. Também constitui medida importante a realização de colonoscopia após 6 a 8 semanas do fim do tratamento, a fim de realizar diagnóstico diferencial com câncer colorretal.

LEITURAS RECOMENDADAS

Anne F. Peery, Aasma Shaukat, Lisa L. Strate. AGA Clinical Practice Update on Medical Management of Colonic Diverticulitis: Expert Review,Gastroenterology. 2021; 160(3):906-911.e1.

Sartelli M, Weber DG, Klunger Y, Ansaloni L, et al. 2020 update of the WSES guidelines for the management of acute colonic diverticulitis in the emergency setting. World J Emerg Surg. 2020 May 7;15(1):32.

CASO 62

Bruna Cerbino

Paciente masculino, 95 anos, portador de hipertensão arterial, diabetes, dislipidemia, doença de Alzheimer e hiperplasia prostática benigna, residente em instituição de longa permanência, esteve internado há 3 semanas para tratar nova infecção do trato urinário. Na ocasião, fez uso de ceftriaxona durante 7 dias, com boa resposta. É trazido à Unidade por cuidadora, a qual informa que, há 4 dias, paciente vem apresentando diarreia aquosa, cerca de 6 episódios ao dia, associada à dor e distensão abdominal. Sinais Vitais: PA: 89 x 59 mmHg, FC: 105 bpm, FR: 18 irpm, $SatO_2$: 97%, Tax: 38ºC. Ao exame físico, encontra-se em regular estado geral, emagrecido, gemente, eupneico em ar ambiente, desidratado (2+/4+), hipocorado (2+/4+), afebril. Ausculta cardíaca e pulmonar sem alterações. Abdome distendido, hipertimpânico e com peristalse aumentada. Seus exames laboratoriais exibem anemia (Hb 9,1 g/dL), leucocitose (19.600/mm^3), aumento de neutrófilos segmentados (16.464/mm^3, VR: até 7.700/mm^3), plaquetopenia (50.000/mm^3), elevação de PCR (8,4 mg/dL, VR: < 3 mg/dL), hipoalbuminemia (2,5 g/L, VR: 3.5 – 5,0 g/L) e piora das escórias nitrogenadas (Ur 93 mg/dL, Cr 1,6 mg/dL).

Qual sua principal hipótese diagnóstica e como confirmá-la? Qual a terapêutica mais adequada?

COMENTÁRIO CASO 62

Paciente idoso frágil que se apresenta com quadro diarreico após internação recente com uso de antibiótico deve suscitar a suspeita de infecção por Clostridioides difficile.

Trata-se de um bacilo Gram-positivo anaeróbio, produtor de esporos, responsável por 15% a 25% das diarreias pós-antibioticoterapia e de mais de 95% dos casos de colite pseudomembranosa. Nos últimos anos, acompanhamos o surgimento de cepas ainda mais virulentas, de rápida disseminação, como é o caso da 027-NAP1-BI. Os principais fatores de risco para esta infecção incluem: idade avançada, uso recente de antibióticos (especialmente clindamicina, quinolonas e cefalosporinas de 3ª geração), imunossupressão e hospitalização.

Sua confirmação diagnóstica deve ser feita através de PCR ou pela presença das toxinas A e B, produzidas pela bactéria, nas fezes. À retossigmoidoscopia é possível evidenciar a presença de placas de tonalidade amarelada recobrindo a parede colônica, no entanto, tal exame não é fundamental para o diagnóstico.

O paciente em questão apresentava-se hipotenso, taquicárdico, febril e com insuficiência renal aguda pré-renal. Iniciada reposição volêmica com cristaloide, com boa resposta, e administrado analgésico/antitérmico. Colhidas fezes para pesquisa da bactéria, cujo resultado foi positivo.

Data de Coleta/Recebimento: 08/07/2021 — Hora Aproximada: 16:32 BRT

Detecção de Clostridium difficile e Clostridium difficile Cepa 027 - NAP1 - BI
(Material: Fezes) — (Método: PCR em tempo real - GeneXpert)

Clostridium difficile	**Detectado**	Não Detectado
Clostridium difficile cepa 027- NAP1-BI	**Não Detectado**	Não Detectado

Limite de Detecção do teste Clostridium difficile: 1657 UFC
Limite de Detecção do teste Clostridium difficile Cepa 027 - NAP1 - BI: 2058 UFC

Instituída antibioticoterapia com vancomicina 250 mg, de 6/6 h, via enteral, associada ao metronidazol 500 mg, 8/8 h, via intravenosa, a qual deve ser mantida por 10 a 14 dias. A vancomicina é hoje a 1ª escolha na infecção pelo C. difficile, *estando o metronidazol reservado para uso IV, em associação à vancomicina nos casos graves, ou na indisponibilidade desta. A dose habitualmente empregada da vancomicina é 125 mg, no entanto, nosso paciente apresentava sinais de doença severa – idoso com hipotensão, Cr > 1.5 mg/dL e contagem de leucócitos superior a 15.000 cels/μL, podendo ser feita até 500 mg/dose nesse contexto de maior gravidade. Outra opção, menos disponível, seria a fidaxomicina. Inibidores da bomba de prótons, opioides e antiespasmódicos aumentam o risco de doença severa, e devem ser evitados, quando possível. Todos os pacientes internados devem ser isolados e medidas de controle de infecção, como lavagem das mãos com água e sabão, e não com álcool 70%, pois os esporos são resistentes a este, e uso de equipamentos de proteção individual ao entrar no leito, devem ser continuados até a alta.*

LEITURAS RECOMENDADAS

Guho AY, Kutty PK. Clostridioides difficile Infection. Ann Intern Med. 2018 Oct 2; 169(7):ITC49-ITC64.

Johnson S, Lavergne V, Skinner AM, Gonzales-Luna AJ, et al. Clinical Practice Guideline by the Infectious Diseases Society of America (IDSA) and Society for Healthcare Epidemiology of America (SHEA): 1122021 Focused Update Guidelines on Management of Clostridioides difficile Infection in Adults. Clinical Infectious Diseases, 2021; ciab549.

CASO 63

Bruna Cerbino

Paciente masculino, 82 anos, previamente hipertenso, diabético, portador de fibrilação atrial, cardiomiopatia isquêmica, doença pulmonar obstrutiva crônica, vinha apresentando, há cerca de 6 meses, alteração do hábito intestinal. Diagnosticado com câncer colorretal, foi submetido à retossigmoidectomia com anastomose término-terminal e retirada de artéria mesentérica inferior associada à quimioterapia adjuvante. No pós-operatório tardio, apresentou episódio de enterorragia maçica e, neste momento, encontrava-se taquicárdico, hipotenso, taquipneico e com abdome flácido, porém doloroso em flanco e fossa ilíaca E. Foram realizadas medidas para estabilização hemodinâmica, ressuscitação volêmica e transfusão de 2 concentrados de hemácias e, então, solicitada colonoscopia, que mostrou as seguintes lesões (Figura 63.1):

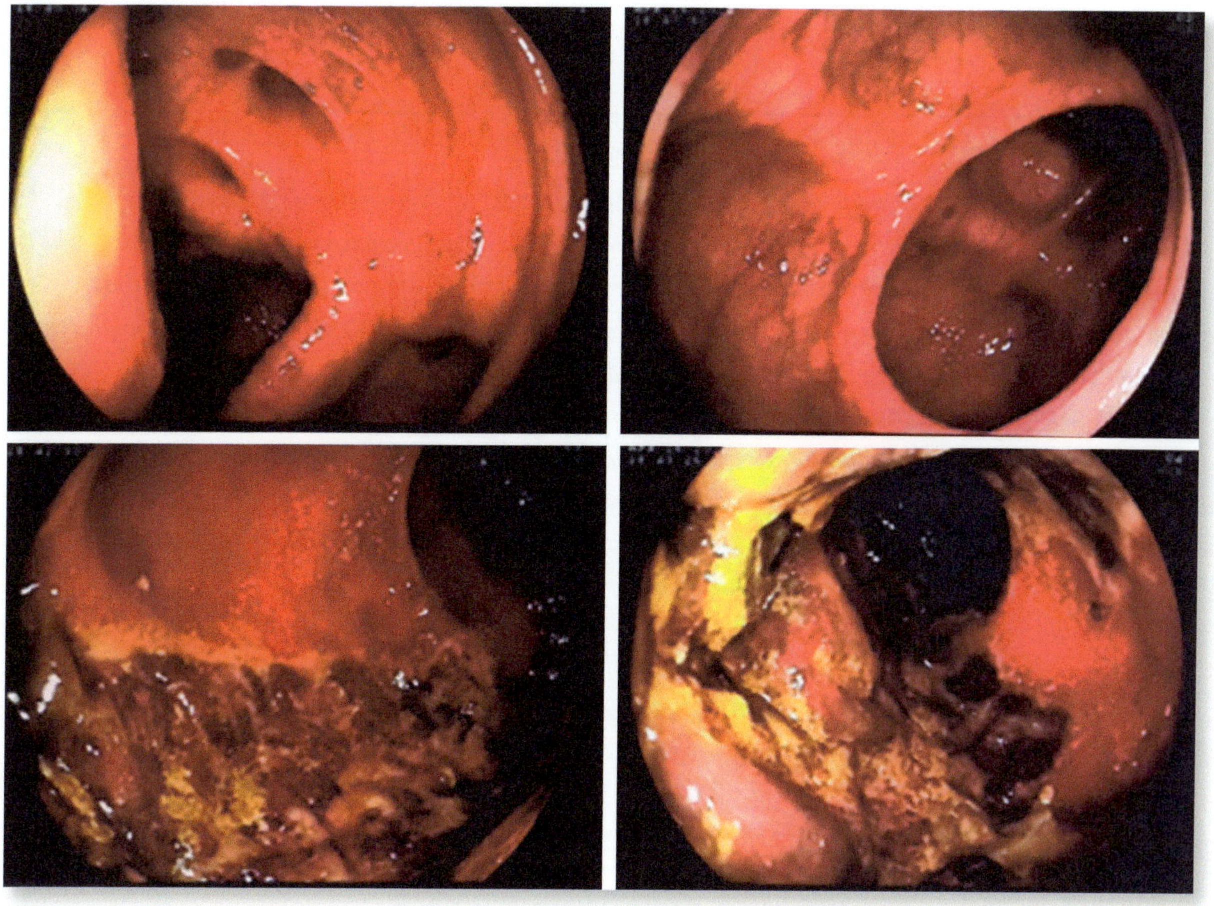

Figura 63.1. Mucosa edemaciada, muito arroxeada, entremeada por áreas de hiperemia e outras de mucosa hipocorada, com nodulações violáceas de permeio e ulcerações esparsas, se estendendo até o reto terminal, que apresenta mucosa preservada.

Diante deste resultado, qual sua principal hipótese diagnóstica e conduta a ser tomada?

COMENTÁRIO CASO 63

Trata-se de um paciente idoso, portador de múltiplas comorbidades, em pós-operatório de ressecção intestinal com reconstrução de trânsito, que evolui com colite isquêmica, representando uma condição aguda, que pode acometer qualquer segmento do cólon, porém é mais comum no descendente e sigmoide. É consequente a uma brusca e transitória redução do fluxo sanguíneo arterial colônico, em níveis abaixo daqueles necessários para suprir suas necessidades metabólicas, levando à inflamação, ulcerações e hemorragia, cuja gravidade depende da duração e intensidade da baixa perfusão. Sua origem é, frequentemente, multifatorial, e a existência de diversas comorbidades aumenta o seu risco, como pode ser visto na Tabela 63.1.

Tabela 63.1. Principais causas de colite isquêmica.

Fisiológicas	Sistêmica Embólica Trombótica	Insuficiência cardíaca, SIRS, aterosclerose Fibrilação atrial Neoplasias e doenças hematológicas concomitantes
Iatrogênicas	Farmacológica Cirúrgica Endoscópica	QT, interferon, pseudoefedrina, AINE, vasopressores Tratamento de aneurisma de aorta abdominal Colonoscopia e preparo intestinal

Fonte: adaptada de Trotter, Hunt e Petter, 2016.[1]

O diagnóstico desta condição pode ser sugerido pela realização de tomografia de abdome, que pode revelar espessamento de parede, ingurgitamento venoso e presença de gás na parede intestinal (pneumatose) em casos mais avançados. Outros achados, como a presença de líquido livre na cavidade abdominal ou de gás na veia porta também são sugestivos. A confirmação diagnóstica deve ser feita através de colonoscopia, o mais breve possível, a fim de visualizar a mucosa e a intensidade das lesões.

No caso descrito, o paciente apresentava múltiplos fatores de risco para colite isquêmica e, firmado o diagnóstico, o mesmo recebeu hidratação venosa e antibioticoterapia com piperacilina/tazobactama, devido ao risco de translocação bacteriana. Foi suspensa a noradrenalina, um potencial contribuinte para o agravo da isquemia intestinal, e efetuados cuidados intensivos, com monitorização do balanço hídrico e acidobásico pela gasometria arterial, controle glicêmico e dieta parenteral, evoluindo com melhora do quadro gastrointestinal.

Com as medidas citadas, a injúria colônica e os sintomas a ela relacionados podem regredir, sem necessidade de abordagem cirúrgica, devendo esta última ser empregada somente em caso de perfuração, peritonite generalizada ou sangramento persistente.

LEITURAS RECOMENDADAS

Trotter JM, Hunt L, Peter MB. Ischaemic colitis. BJM. 2016; 355:i6600.

Doulberis M, Panagopoulos P, Scherz S, Dellaporta E, Kouklakis G. Update on ischemic colitis: from etiopathology to treatment including patients of intensive care unit. Scand J Gastroenterol. 2016 Aug; 51(8):893-902.

CASO 64

Bruna Cerbino

Paciente feminina, branca, 66 anos, com diagnóstico prévio de ITU, fazendo uso de amoxicilina associada á clavulanato. Há 5 dias iniciou quadro de fadiga, diarreia, mialgia, hiporexia e prurido, o que motivou seu retorno à Emergência. Negava viagens recentes, consumo alcoólico ou qualquer exposição epidemiológica significativa, bem como uso de ervas, chás e suplementos. Ao exame físico, encontrava-se em regular estado geral, lúcida e orientada, hipocorada (+/4+), hipohidratada (+/4+), anictérica, acianótica. Auscultas cardíaca e pulmonar normais. Abdome discretamente sensível à palpação no hipocôndrio direito. Exames laboratoriais evidenciaram: Hb 10,7 g/dL, Ht 29.2%, leuco 7.100/mm^3, plaq 208.000/mm^3, ALT 159 U/L (VR: até 32 U/L), AST 143 U/L (VR: até 32 U/L), FA 880 U/L (VR: até 126 U/L), GGT 933 U/L (VR: até 73 U/L), alb 3,6 g/L, BT 2 mg/dL (VR: até 1,3 mg/dL), BD 1,61 mg/dL (VR: até 0,3 mg/dL), BI 0,39 mg/dL (VR: até 1,0 mg/dL), Cr 0,94 mg/dL, Ur 32 mg/dL, gli 84 mg/dL, Mg 1,8 mg/dL, Na 136 mEq/L, K 3,6 mEq/L. INR 1.31. PCR para COVID-19: não detectado.

Qual sua hipótese diagnóstica, seus principais diagnósticos diferenciais e o que fazer diante deste quadro?

COMENTÁRIO CASO 64

Paciente em uso de amoxicilina e ac. clavulânico para tratamento de infecção do trato urinário, desenvolve quadro sintomático e laboratorial compatível com hepatite medicamentosa ou DILI (Drug Induced Liver Injury). *De acordo com o estudo prospectivo DILIN, realizado com 899 pacientes com lesões hepáticas induzidas por drogas, os antimicrobianos foram responsáveis por cerca de 46.5% dos casos, sendo os mais comumente envolvidos a amoxicilina associado a clavulanato, ampicilina, nitrofurantoína, eritromicina e sulfas. Diante da suspeita de hepatite aguda causada por droga, é fundamental realizar um inquérito sobre exposição a ervas, suplementos e medicações, além de consultar dados sobre hepatotoxicidade referentes ao medicamento suspeito no LiverTox® (livertox.nih.gov).*

O diagnóstico de DILI é, portanto, presuntivo e depende fundamentalmente de 3 fatores:

1. *Contato prévio com qualquer xenobiótico: fármacos, medicamentos alternativos, drogas ilícitas, chás, solventes.*
2. *Relação temporal sugestiva da associação (intervalo de tempo entre o início da substância e o início da lesão entre 5 e 90 dias, na maioria dos casos);*
3. *Exclusão de outras causas de hepatopatia: hepatites virais, doença hepática alcoólica, doenças metabólicas e autoimunes.*

A paciente recebeu hidratação venosa e sintomáticos, além da cessação imediata da droga e substituição da mesma por uma quinolona, a fim de completar o tratamento proposto. Foram solicitadas sorologias virais (anti-HAVIgM, HbsAg, anti-HbcIgM, anti-HCV), marcadores de autoimunidade (FAN, anti--AML, anti-LKM1, IgG, anti-AMA, IgM), ferritina, saturação de transferrina e ceruloplasmina, a fim de realizar diagnóstico diferencial com outras hepatopatias, porém todos vieram negativos, a exceção do FAN (1:40, padrão nuclear pontilhado fino denso).Devido à hepatite de padrão colestático, realizou também colangiorressonância de abdome superior, a qual afastou a possibilidade de obstrução biliar benigna ou maligna e constatou a ausência de estenoses. Mantida em observação por 3 dias, apresentou melhora laboratorial, com queda progressiva das enzimas, recebendo alta com orientação sobre a necessidade de abstinência alcoólica, evitar uso de outras drogas hepatotóxicas, e retornar diante do surgimento de sinais de alarme: icterícia, equimoses, irritabilidade ou alteração do padrão do sono e desorientação.

Tais pacientes devem ser acompanhados regularmente para avaliação da função hepática, a fim de detectar precocemente o aparecimento de coagulopatias e encefalopatia hepática. Nos casos graves, como na presença de achados de hipersensibilidade (eosinofilia, rash, febre) o uso de corticoide é recomendado.

LEITURAS RECOMENDADAS

Andrade RJ, Aithal GP, Bjornsson ES, et al. EASL Clinical Practice Guidelines: Drug-induced liver injury. J Hepatol. 2019Jun; 70(6):1222-1261.

Chalasani N, Bonkovsky HL, Fontana R, Lee W, Stolz A, et al.Features and Outcomes of 899 Patients With Drug-Induced Liver Injury: The DILIN Prospective Study. Gastroenterology. 2015 Jun; 148(7):1340-52.e7.

CASO 65

Bruna Cerbino

Paciente do sexo masculino, 47 anos, divorciado, mecânico, é trazido por seus colegas de trabalho à Emergência por hematêmese. Acompanhantes referem que o paciente é etilista diário de aguardente após o expediente, e cerveja aos finais de semana. Desconhecem doenças prévias e informam que o mesmo não faz uso regular de nenhum medicamento, pois "nunca fica doente". Ao exame físico, encontra-se em regular estado geral, emagrecido, confuso, sudoreico e pálido. PA: 80 x 55 mmHg, FC: 109 bpm, FR: 21 irpm, $SatO_2$: 92%. Exame cardiopulmonar normal. Abdomem globoso, timpanico, peristáltico, doloroso à palpação difusamente. Presença de circulação colateral visível. Qual sua conduta inicial?

COMENTÁRIO CASO 65

Trata-se de um paciente com cirrose hepática de etiologia alcoólica, já com sinais que permitem definir seu diagnóstico de modo não invasivo, que se apresenta com uma das causas mais frequentes de descompensação da cirrose, que é o sangramento por ruptura das varizes esofagogástricas. Neste estágio evolutivo da cirrose, o principal mecanismo hemodinâmico é a circulação hiperdinâmica, com hipertensão portal e sinais de insuficiência hepática. A abordagem deste paciente deve ser rápida e precisa, pois, a hemorragia varicosa costuma se manifestar através de sangramento vultuoso.

O primeiro passo consiste na confecção de 2 acessos venosos periféricos calibrosos. Inicia-se então a ressuscitação volêmica com 1.000 mL de SF 0,9% e coleta de material para rotina laboratorial e rastreio infeccioso com hemoculturas, urinocultura, radiografia de tórax e citologia e cultura de líquido ascítico. A terapêutica farmacológica, com o uso de vasoconstrictores esplâncnicos, deve ser instituída o mais precocemente possível, a fim de auxiliar na redução da hipertensão portal. A 1ª escolha recai sobre a terlipressina, administrada na dose de 2 mg em bolus + 1-2 mg IV de 4/4h, até 48h após cessar o sangramento, cuja dose de manutenção de 1 mg 4/4h que deve ser mantida por até 5 dias. Caso esta não esteja disponível, outras opções adequadas são a somatostatina e o octreotide. Os exames laboratoriais iniciais mostraram: Hb 7,5 g/dL, Ht 23%, leuco 5.210/mm^3, plaq 69.000/mm^3, Na 130 mEq/L, K 3,6 mEq/L, Mg 1,6 mg/dL, Cr 0,5 mg/dL, Ur 24 mg/dL, PCR 1,3 mg/dL, alb 2,9 g/dL, BT 1,4 mg/dL, BD 1,0 mg/dL, BI 0,4 mg/dL, TAP 18s, PTT 55%. Vômitos cessaram temporariamente, paciente responsivo.

Há necessidade de transfusão sanguínea? Por ora, não devemos transfundir esse paciente, pois no cirrótico adotamos uma estratégia mais conservadora, visto que o excesso de volume acentua a hipertensão portal. Assim, está recomendada a transfusão de hemoderivados nos casos de Hb < 7 g/dL, visando mantê-la entre 7 e 9 g/dL, a depender das comorbidades e presença de sangramento ativo. Também é recomendado o início de antibioticoprofilaxia no paciente cirrótico que se apresenta com sangramento varicoso ainda na Emergência. Hoje, já está comprovado que infecções nestes pacientes podem levar à coagulopatia e ao aumento da pressão portal, cuja consequência imediata é um maior risco de ressangramento. As opções mais adequadas são a norfloxacino 400 mg, de 12/12 h, por 7 dias ou, naqueles que já fazem uso desta droga como profilaxia secundária para peritonite bacteriana espontânea ou em locais de elevada resistência às quinolonas, ceftriaxone 1 g/dia durante 7 dias. Estabilizado o paciente, a endoscopia digestiva alta idealmente deve ser realizada nas primeiras 12 h, a fim de efetuar a ligadura elástica das varizes.

LEITURAS RECOMENDADAS

Bittencourt PL, Strauss E, Farias AQ, Mattos AA, Lopes EP. Baveno VI: Variceal bleeding: update of recommendations from the Brazilian Association of Hepatology. Arq. Gastroenterol. 2017; 54(04).

Angeli P, Bernardi M, Villanueva C, Francoz C, et al.EASL Clinical Practice Guidelines for the management of patients with decompensated cirrhosis. J Hepatol. 2018 Aug; 69(2):406-460.

CASO 66

Bruna Cerbino

Paciente, feminina, 67 anos, previamente hipertensa, diabética e dislipidêmica, dá entrada na Unidade 12 horas após ingestão de refeição gordurosa, apresentando, há algumas horas, dor abdominal persistente em hipocôndrio direito e náuseas. Refere ter feito uso de dipirona em seu domicílio, sem melhora do quadro. Sinais vitais: PA: 110 x 77 mmHg, FC: 93bpm, FR: 18 irpm, $SatO_2$: 95%, Tax: 38°C. Ao exame físico, apresentava-se anictérica, acianótica, corada, hipohidratada (+/4+), febril. Auscultas cardíaca e pulmonar normais. Abdome peristáltico, doloroso à palpação em hipocôndrio direito, sinal de Murphy positivo. À admissão, apresentava os seguintes exames laboratoriais: Hb:12,4g/dL, Hct 37,4%, leuco 12.930/mm^3, neutro 78,7%, plaq 293.000/mm^3, lipase 48 U/L, amilase 52 U/L, BT 0,31 mg/dL, BD 0,01 mg/dL, BI 0,3 mg/dL, FA 132 U/L, GGT 15 U/L, ALT 67 U/L, AST 45 U/L, alb 3,7 g/L, Ur 30 mg/dL, Cr 0,9 mg/dL, K 4,3 mEq/L, PCR 8,4 mg/dL, Na 144 mEq/L, INR 1.06, VHS 80 mm.

Qual a conduta a ser tomada frente a esta paciente?

COMENTÁRIO CASO 66

A hipótese diagnóstica aventada para esta paciente é a de colecistite aguda, a qual se caracteriza pela tríade: dor abdominal em quadrante superior direito, febre e leucocitose. Está relacionada à colelitíase em 90% dos casos, sendo considerada sua complicação mais comum. Ocorre em decorrência da obstrução do ducto cístico, associada à presença de irritantes de mucosa, cujo efeito direto resulta em injúria endotelial e inflamação. Diferentemente da cólica biliar, a dor na colecistite aguda é estável, severa e tipicamente prolongada, com duração superior a 6 horas. A dor pode irradiar-se para o ombro direito ou dorso e os sintomas mais frequentemente associados incluem náuseas, vômitos e anorexia. É comum o relato de alimentação gordurosa ocorrendo como gatilho para o surgimento do quadro álgico. O diagnóstico de colecistite requer a comprovação de espessamento da parede da vesícula biliar, superior a 4 a 5 mm.

Assim, a paciente foi admitida para internação, recebeu hidratação venosa e sintomáticos para analgesia e controle da temperatura corporal. Realizou USG de abdome, que mostrou a vesícula biliar distendida, de paredes espessas, com imagem ecoica com sombra acústica posterior e preenchida por lama biliar, confirmando o diagnóstico de colecistite aguda litiásica (Figura 66.1). Foi iniciada antibioticoterapia com amoxicilina + clavulanato e contactado cirurgião. Realizou colangioRM de abdome superior, a fim de excluir coledocolitíase, dada a elevação de transaminases e fosfatase alcalina (Figura 66.2). O tratamento definitivo desta condição consiste na colecistectomia, sendo a paciente submetida à cirurgia, sem intercorrências. Apresentando boa evolução no pós-operatório, recebeu alta hospitalar com orientações dietéticas e analgesia simples.

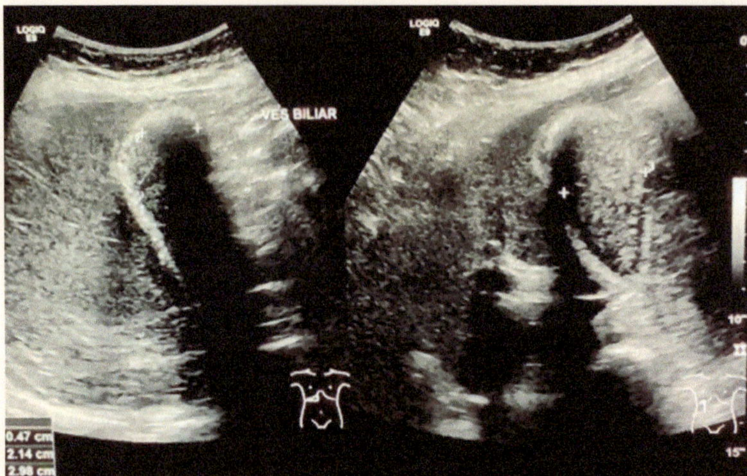

Figura 66.1. USG de abdome: vesícula biliar de parede espessada, preenchida por lama biliar.

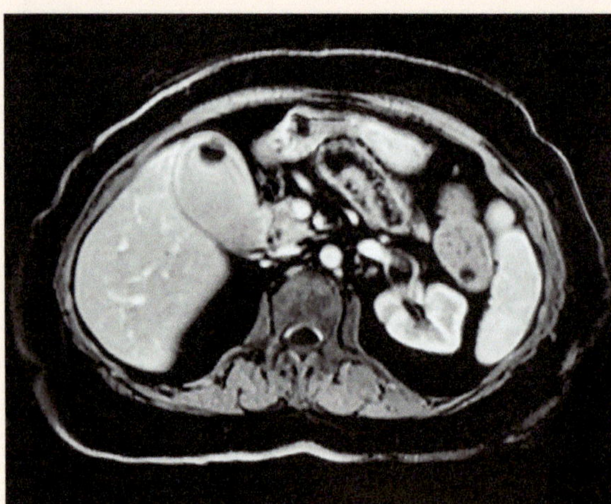

Figura 66.2. RM de abdome superior com colangio: vesícula biliar distendida, de paredes espessadas, com conteúdo heterogêneo, apresentando cálculos em seu interior, compatível com colecistite aguda litiásica.

LEITURAS RECOMENDADAS

Okamoto K, Suzuki K, Takada T et al. Tokyo guidelines 2018: flowchart for the management of acute cholecystitis. K Hepatobiliary Pancreat Sci. 2018; 25:55.

Ansaloni L, Pisano M, Coccolini F, et al. 2016 WSES guidelines on acute calculous cholecystitis. World J Emerg Surg. 2016; 11:25.

CASO 67

Bruna Cerbino

Paciente do sexo masculino, 35 anos, sem comorbidades prévias, vem apresentando, nos últimos 4 meses, diarreia sanguinolenta, dor abdominal em andar inferior do abdômen e tenesmo. Inicialmente, a diarreia era intermitente, 1 a 2 vezes por semana, tornando-se diária no último mês, sem correlação com tipos específicos de alimento. Refere perda ponderal de 4 kg no período. Nega uso regular de medicamentos e antecedentes familiares significativos. Sinais vitais normais. Ao exame físico, apresentava peristalse aumentada e dor à palpação em todo o andar inferior do abdome. Exames laboratoriais exibiam anemia (Hb 11,4 g/dL) microcítica e hipocrômica, trombocitose (plaquetas 631.000/mm^3), hipoalbuminemia (3,3 g/L), VHS 75 mm, PCR 2,5 mg/dL. Eletrólitos normais.

Qual sua principal hipótese diagnóstica e que exames complementares solicitar para corroborá-la?

COMENTÁRIO CASO 67

A principal hipótese diagnóstica diante de um quadro de diarreia crônica (> 4 semanas) com sangue, acompanhada de anemia, trombocitose (indica atividade de doença) e perda ponderal em um indivíduo jovem é a de doença inflamatória intestinal (DII). A presença de dor em andar inferior do abdome e tenesmo sugerem uma provável origem colônica, com envolvimento retal.

Nas diarreias crônicas, diversas são as possibilidades diagnósticas, entretanto, diante da presença de sangue nas fezes, há de se considerar, principalmente, colites infecciosas, como as bacterianas, especialmente a causada por Clostridioides difficile, *colite amebiana e o câncer colorretal. Na história pessoal do paciente com suspeita de doença inflamatória intestinal, devem ser interrogadas complicações tromboembólicas, doenças metabólicas ósseas, colelitíase, nefrolitíase, e outras doenças imunomediadas.*

A investigação completa de um indivíduo com doença inflamatória intestinal suspeita deve se iniciar com uma avaliação laboratorial – hemograma, PCR, VHS, eletrólitos, transaminases, proteínas totais e frações. O hemograma comumente revela anemia, a qual costuma ser microcítica e hipocrômica, devido à perda sanguínea crônica por meio da mucosa friável; leucocitose em casos mais graves e trombocitose. Hipoalbuminemia se correlaciona com desnutrição. A elevação de transaminases, no contexto diagnóstico de uma DII, deve levantar a suspeita para a associação com colangite esclerosante primária (CEP), especialmente nos casos de retocolite ulcerativa. A PCR e o VHS são marcadores de atividade inflamatória inespecíficos, e costumam estar elevados. Os exames coprológicos são de suma importância para o diagnóstico diferencial, através da pesquisa de patógenos causadores de quadros diarreicos, particularmente o C. difficile. *Marcadores inflamatórios, como a calprotectina fecal e a lactoferrina, também são úteis. Os níveis de calprotectina apresentam boa correlação com a atividade endoscópica, podendo ser utilizados no diagnóstico diferencial entre doenças orgânicas e funcionais e na avaliação da resposta terapêutica. Evidentemente que, diante da presença de sangue nas fezes, a presença de inflamação se torna mais nítida. Marcadores sorológicos, como ASCA e p-ANCA, têm baixa sensibilidade e especificidade e seu uso rotineiro não está indicado para o diagnóstico de DII. TC e RNM de abdome auxiliam no diagnóstico de colite, demonstrando marcado espessamento da parede intestinal, na detecção de eventuais complicações e na exclusão de massas tumorais.*

A ileocolonoscopia com biópsias seriadas é o exame recomendado na avaliação inicial dos pacientes com suspeita de DII, exceto nos casos de colite aguda grave, nos quais a retossigmoidoscopia deve ser preferível. Como dado adicional ao problema relatado pelo paciente, após a realização de colonoscopia, foi demonstrada a presença de erosões, friabilidade e pontos hemorrágicos, de forma contínua, na mucosa retal até a porção média do sigmoide, caracterizando uma proctossigmoidite. Os achados colonoscópicos são, portanto, característicos de retocolite ulcerativa, haja vista que na doença de Crohn há a presença de áreas sadias entremeadas por áreas inflamadas, úlceras profundas e erosões aftoides. Entretanto, os achados macroscópicos, unicamente, não definem o tipo de DII, sendo obrigatória a análise histopatológica. A histologia confirmou tratar-se de retocolite ulcerativa, com presença de criptite, microabscessos de cripta e infiltração neutrofílica abundante. Calprotectina fecal estava em 1.800 mcg/g. Foi então iniciada mesalazina, com boa resposta.

LEITURAS RECOMENDADAS

Harbord M, Eliakim R, Bettenworth D, et al. Third European evidence-based consensus on diagnosis and management of ulcerative colitis. Part 2: current management. J Crohns Colitis. 2017; 11(7):769-84.

Maaser C, Sturm A, Vavricka SR, et al. ECCO-ESGAR guideline for diagnostic assessment in IBD part 1: initial diagnosis, monitoring of know IBD, detection of complications. J Crohns Colitis. 2019; 13(2):144-64.

CASO 68

Bruna Cerbino

Paciente masculino, branco, 36 anos, sem comorbidades conhecidas, dá entrada no setor de Emergência queixando-se de dor abdominal intensa em quadrante inferior direito, associada à febre (38ºC) e anorexia. Nega uso de medicação regular. Nega antecedentes pessoais e familiares significativos. Sinais vitais: PA: 120 x 87 mmHg, FC: 89 bpm, FR: 17 irpm, $SatO_2$: 98%. Ao exame físico, apresentava auscultas cardíaca e pulmonar normais. Abdome com peristalse normal, dor à palpação superficial em fossa ilíaca direita, sem sinais de irritação peritoneal. Laboratorialmente, exibia discreta leucocitose (11.900/mm^3) com diferencial normal e PCR elevada (10 mg/dL).

Qual sua principal hipótese diagnóstica e exame complementar para confirmá-la?

COMENTÁRIO CASO 68

Paciente jovem, previamente hígido, com processo inflamatório em quadrante inferior direito do abdomem – a primeira hipótese aventada é a de apendicite, a qual pode ser confirmada através de tomografia computadorizada (TC) de abdome e pelve, como transcorreu com o paciente acima. No entanto, a TC realizada evidenciou espessamento de íleo terminal, compatível com quadro de ileíte, estando o apêndice cecal de tamanho normal, paredes finas e conteúdo homogêneo (Figura 68.1).

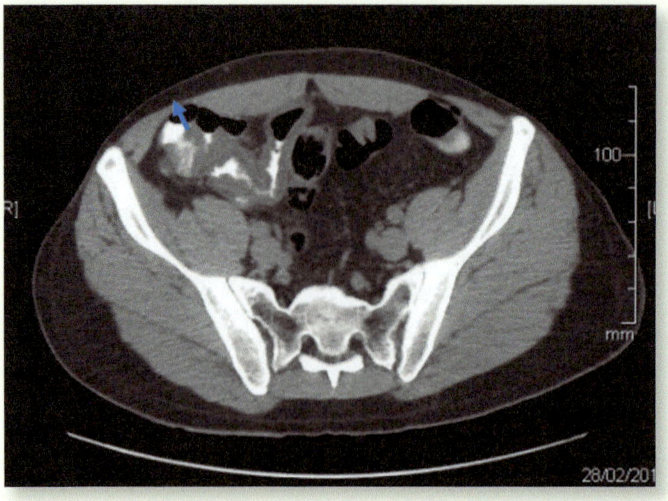

Figura 68.1. TC de abdome e pelve evidenciando processo inflamatório importante em íleo terminal (ileíte).

A ileíte terminal representa uma condição inflamatória da porção final do íleo, cuja forma de apresentação clínica pode variar, desde aguda, autolimitada, com dor em quadrante inferior direito do abdome, associada ou não a diarreia, até um curso crônico, debilitante, complicado por sintomas obstrutivos, hemorragia e/ou manifestações extra-intestinais. Pode ser causada por uma variedade de doenças, incluindo infecções (por Yersiniaenterocolitica, Mycobacterium tuberculosis*), espondiloartropatias (espondilite anquilosante, artrite reativa), vasculites (isquemia, poliarterite nodosa), neoplasias (tumor carcinoide, linfoma, adenocarcinoma ileal), induzida por drogas (AINEs, ACO), infiltrativas (amiloidose, enterite eosinofílica) ou, mais comumente, pelas doenças inflamatórias intestinais (Crohn e RCUI, esta última por refluxo).*

Diante do diagnóstico de ileíte, foi indicada e realizada colonoscopia (Figura 68.2) com biópsia, a qual confirmou a natureza inflamatória da lesão e cuja análise histopatológica revelou tratar-se de doença de Crohn.

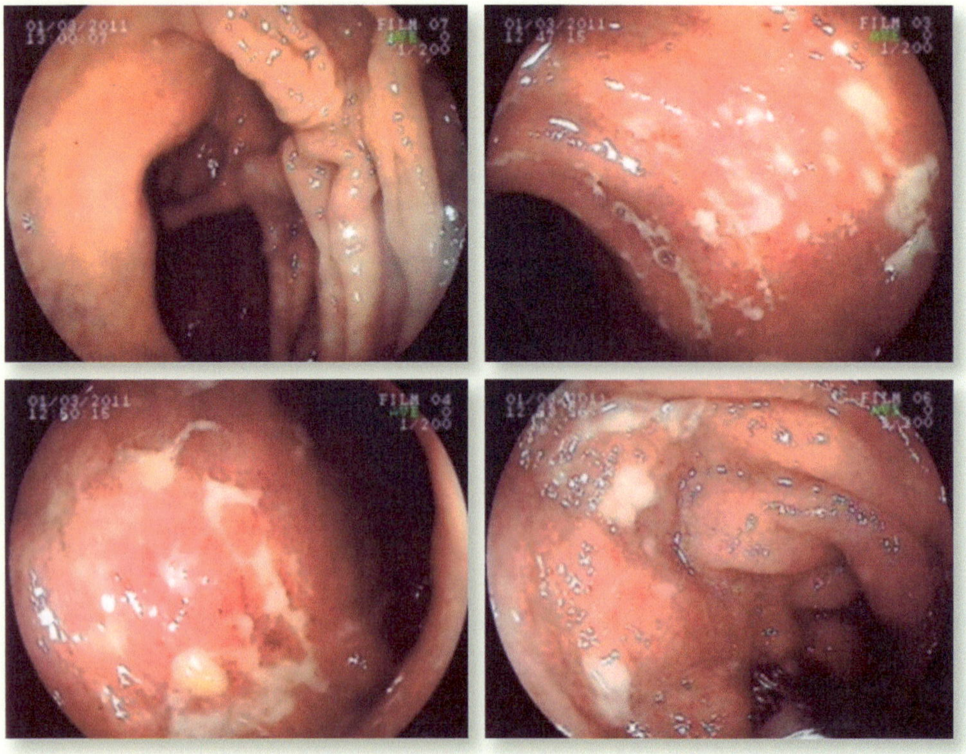

Figura 68.2. Imagens endoscópicas exibindo ileíte acentuada.

O local mais acometido pela doença de Crohn, em cerca de 2/3 dos casos, é o intestino delgado, especificamente o íleo terminal. Seu tratamento inicial consiste no emprego de corticosteroides para controlar os sintomas e induzir a remissão da doença, seguido de terapia de manutenção, haja vista ser esta uma condição crônica e, portanto, de curso recidivante. Os corticosteroides sistêmicos são drogas altamente eficazes na indução da remissão das doenças inflamatórias intestinais, no entanto apresentam efeitos colaterais importantes, especialmente em uso prolongado. A budesonida se constitui em alternativa de ação tópica, com menor biodisponibilidade sistêmica, menos eventos adversos e supressão adrenal, sendo seu emprego geralmente bem tolerado pelos pacientes e apropriado nos casos de doença de Crohn de íleo terminal leve a moderada.

Iniciado tratamento com budesonida 9 mg/dia, com boa resposta clínica. Após 3 meses, repetida colonoscopia (Figura 68.3), com resultado normal, tendo o paciente atingido remissão endoscópica e histológica com o esquema terapêutico preconizado.

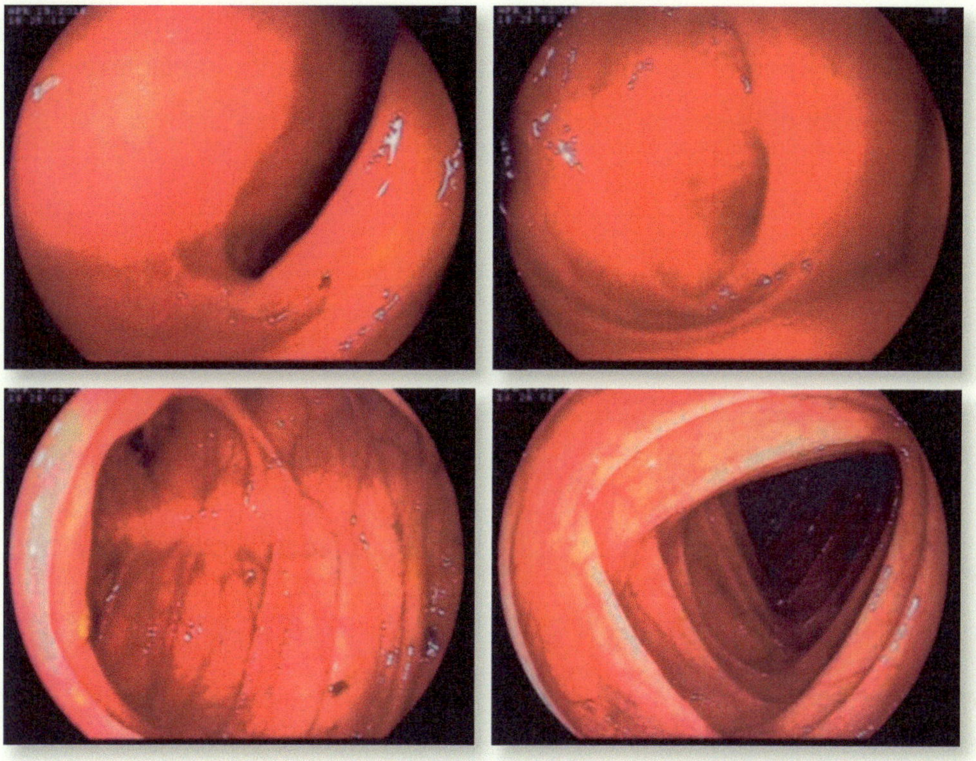

Figura 68.3. Colonoscopia de controle pós-tratamento, normal.

LEITURAS RECOMENDADAS

Cushing K, Higgins PDR. Management of Crohn Disease: A Review. JAMA. 2021 Jan 5; 325(1):69-80.

Torres J, Bonovas S, Doherty G, et al. ECCO Guidelines on Therapeutics in Crohn's Disease: Medical Treatment. Journal of Crohn's and Colitis. 2020; 14(1):4-22.

CASO 69

Luanna Sousa

Paciente sexo feminino, 76 anos, internada com quadro de diarreia e vômitos há 3 dias. Na história pregressa, doença arterial coronária, hipotireoidismo, insuficiência cardíaca com fração de ejeção reduzida (ICFER) de 12% e portadora de cardiodesfibrilador implantável (CDI). Qual o diagnóstico eletrocardiográfico?.

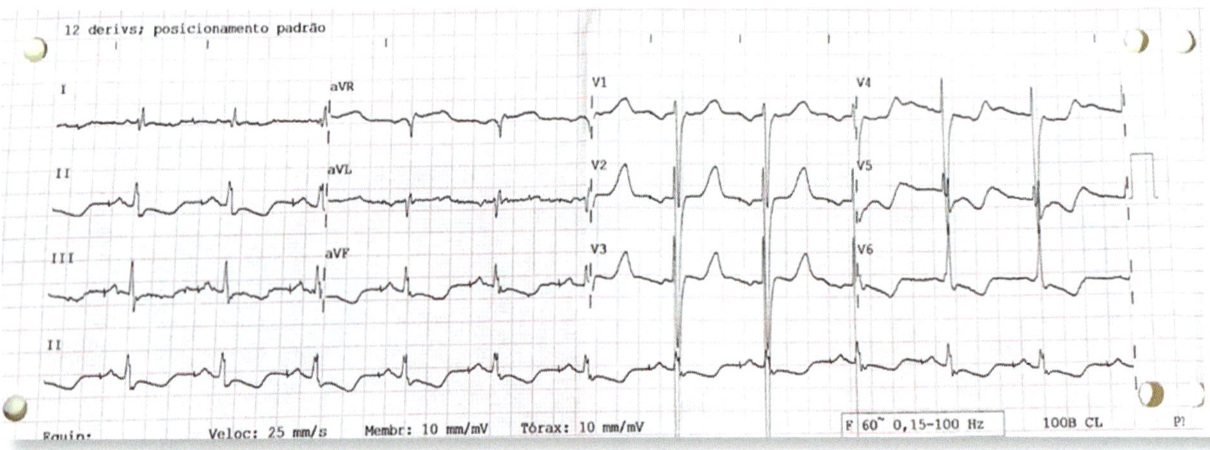

Figura 69.1.

COMENTÁRIO CASO 69

ECG 1: ritmo de marca-passo dupla câmara em modo AAI normofuncionante; FC 78 bpm.

LEITURA RECOMENDADA

Hallake J. Eletrocardiografia. 4ª edição. Rio de Janeiro: Editora Rubio; 2012.

CASO 70

Luanna Sousa

Paciente sexo masculino, 30 anos, admitido na emergência com queixa de palpitação, após ingestão de álcool. Relata diagnóstico de "arritmia" há 1 mês. Nega comorbidades. Qual diagnóstico eletrocardiográfico e possível conduta para reversão do quadro?

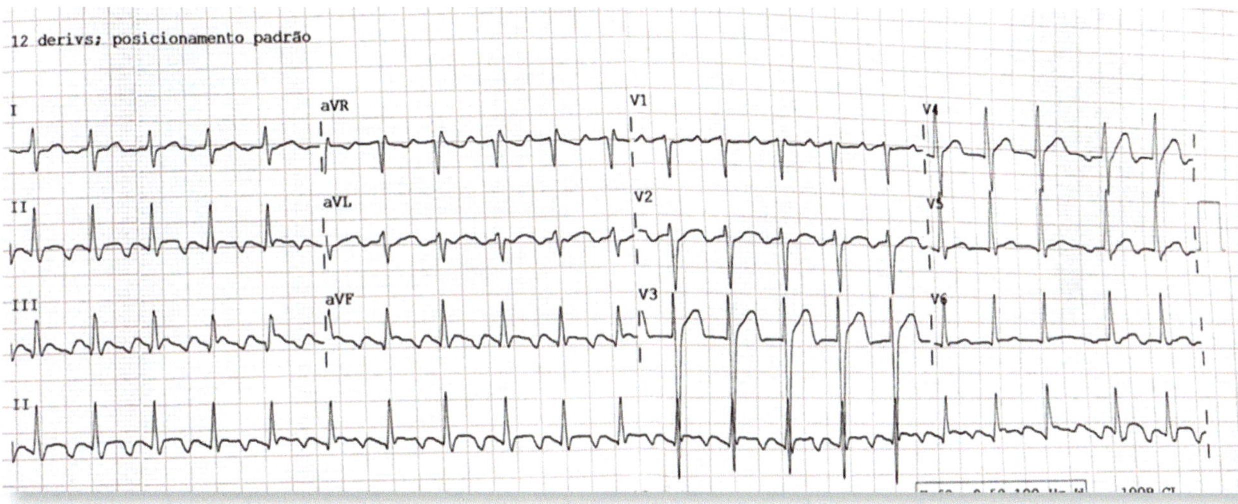

Figura 70.1.

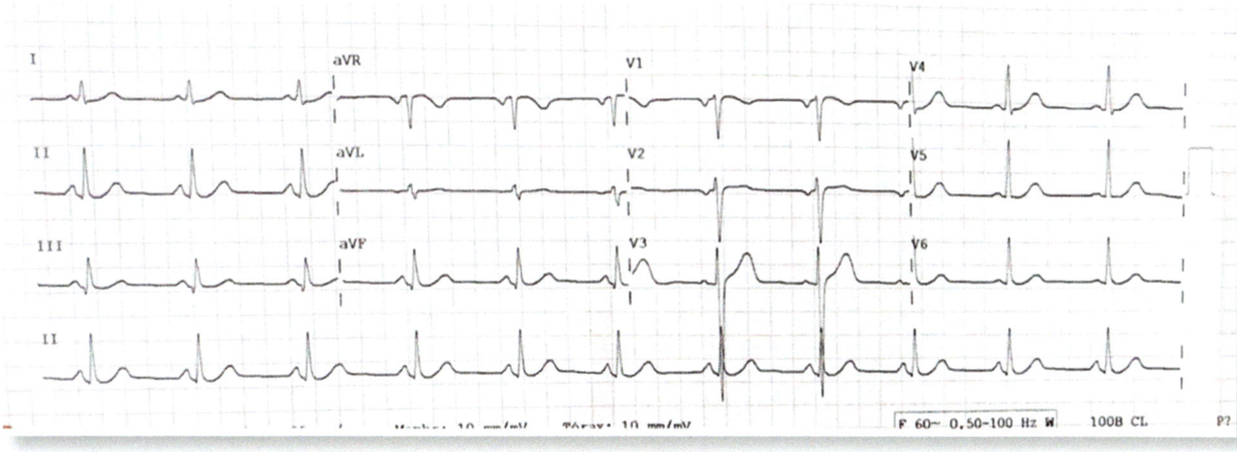

Figura 70.2.

COMENTÁRIO CASO 70

Figura 70.1 – flutter comum ou típico 1:1; FC 150 bpm. Ondas "F" predominantemente negativas nas derivações inferiores (DII, DIII e aVF), de aspecto serrilhado.

Figura 70.2 – ECG após cardioversão elétrica 120 J. Ritmo sinusal, FC 60 bpm, eixo + 60°.

LEITURA RECOMENDADA

Hallake J. Eletrocardiografia. 4ª edição. Rio de Janeiro: Editora Rubio; 2012.

CASO 71

Luanna Sousa

Paciente sexo masculino, 80 anos, deu entrada na emergência com quadro de precordialgia típica. Relata diabetes mellitus não insulino-dependente, hipertensão arterial e dislipidemia. Qual o diagnóstico eletrocardiográfico?

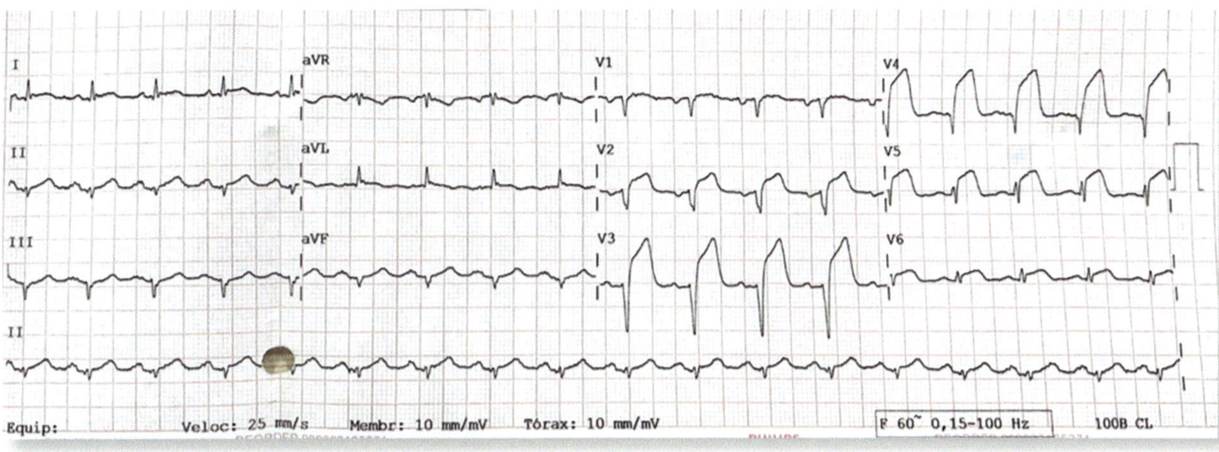

Figura 71.1.

COMENTÁRIO CASO 71

Ritmo sinusal, FC 100 bpm, IAM com supradesnivelamento do segmento ST em parede anterior extensa – aspecto superagudo.

LEITURA RECOMENDADA

Hallake J. Eletrocardiografia. 4ª edição. Rio de Janeiro: Editora Rubio; 2012.

CASO 72

Luanna Sousa

Paciente sexo feminino, 76 anos, internada com quadro de síncope. Relata uso de beta-bloqueador (timolol colírio) para o tratamento de glaucoma. Qual diagnóstico eletrocardiográfico?

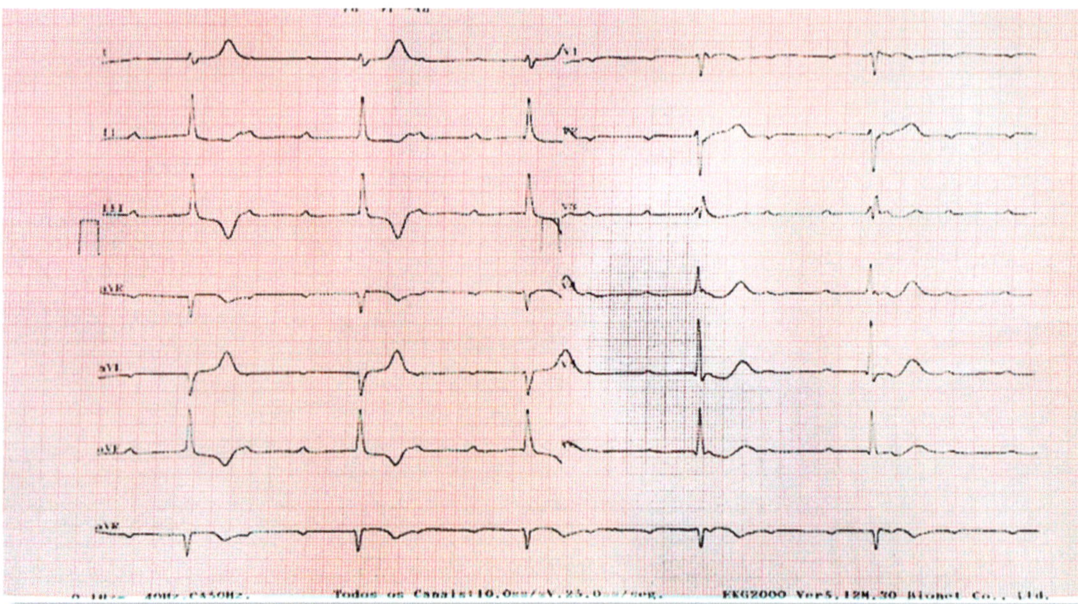

Figura 72.1.

COMENTÁRIO CASO 72

Fgura 72.1 – bloqueio atrioventricular de 1º grau (intervalo PR de 640ms).

LEITURA RECOMENDADA

Hallake J. Eletrocardiografia. 4ª edição. Rio de Janeiro: Editora Rubio; 2012.

CASO 73

Luanna Sousa

Paciente sexo masculino, 75 anos, interna com queixa de mal-estar, palpitação e anorexia. Nega comorbidades. Qual diagnóstico eltrocardiográfico e conduta?

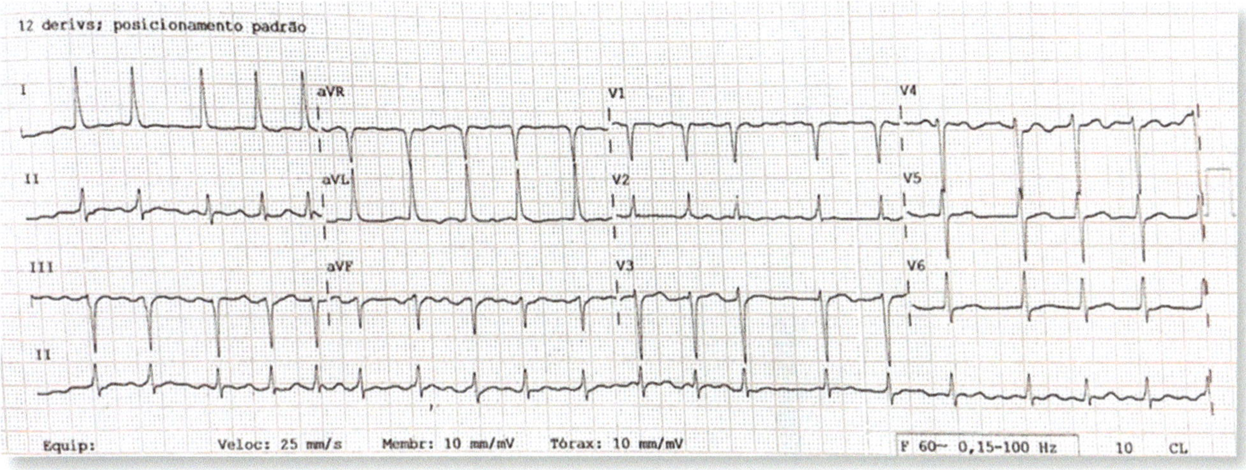

Figura 73.1.

COMENTÁRIO CASO 73

Figura 73.1 – ritmo de fibrilação atrial. FC 120 bpm. Definir tempo de arritimia, iniciar anticoagulação e programar cardioversão elétrica após realização de ecocardiograma transesofágico, a fim de excluir presença de trombo em átrio esquerdo. Avaliar função ventricular esquerda e morfologia do coração a fim de escolher a melhor droga para manutenção de ritmo. Calcular o escore de risco CHADS-VASc para eventos tromboembólicos.

LEITURA RECOMENDADA

Hallake J. Eletrocardiografia. 4ª edição. Rio de Janeiro: Editora Rubio; 2012.

CASO 74

Luanna Sousa

Paciente 39 anos, trazido pelo corpo de bombeiro, vítima de descarga elétrica em sua residência. Paciente admitido na emergência com quadro de confusão mental, hipotensão, extremidades frias e o ECG abaixo. Qual diagnóstico eletrocardiográfico e conduta?"

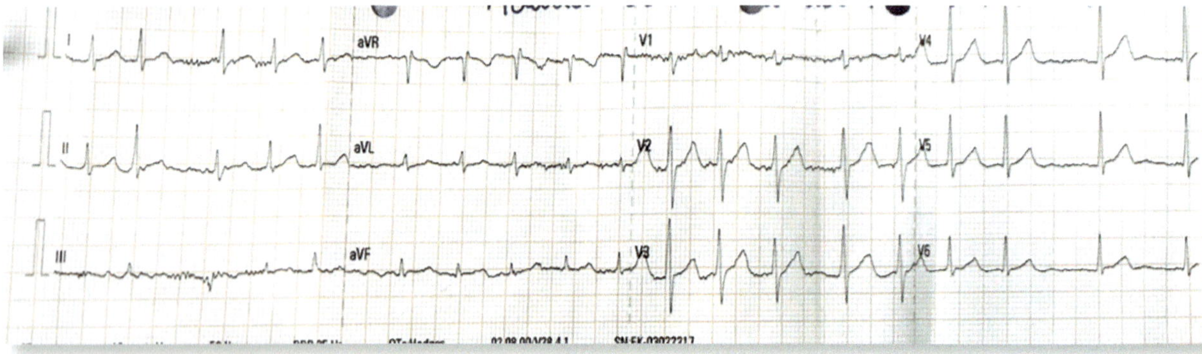

Figura 74.1.

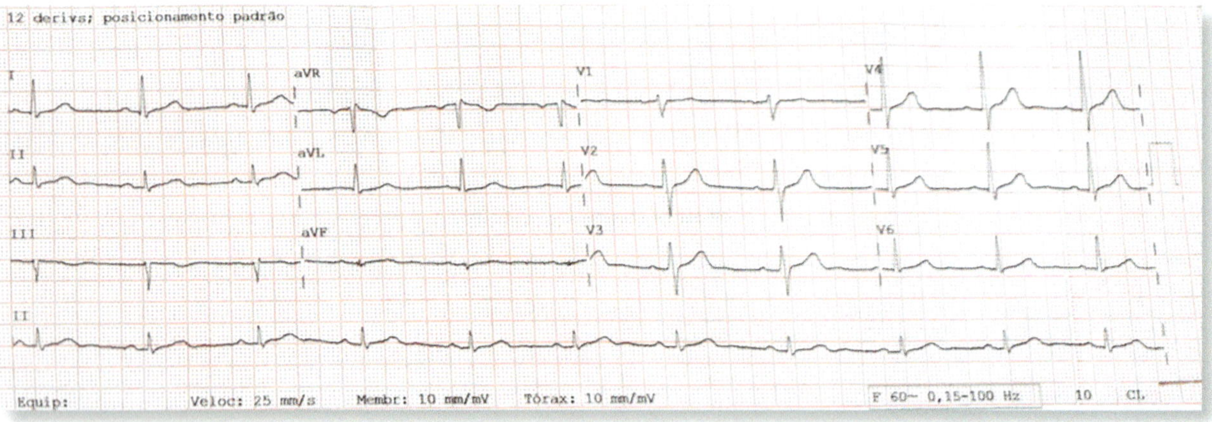

Figura 74.2.

COMENTÁRIO CASO 74

Figura 74.1 – ritmo de fibrilação atrial.

Realizada cardioversão elétrica – CVE – com carga de 200 J, pois paciente apresentava sinais de instabilidade hemodinâmica. Reversão da arritmia com sucesso. Figura 74.2 – ritmo cardíaco sinusal; eixo a 0°. FC 60 bpm.

LEITURA RECOMENDADA

Hallake J. Eletrocardiografia. 4ª edição. Rio de Janeiro: Editora Rubio; 2012.

CASO 75

Luanna Sousa

Paciente sexo feminino, 95 anos, interna com quadro de palpitações. Não há relato de comorbidades prévias. Paciente apresenta-se alerta, cooperativa PA:130/80 mmHg, referindo palpitação no pescoço. Realizada manobra vagal sem sucesso. Qual o diagnóstico eletrocardiográfico e próxima conduta?

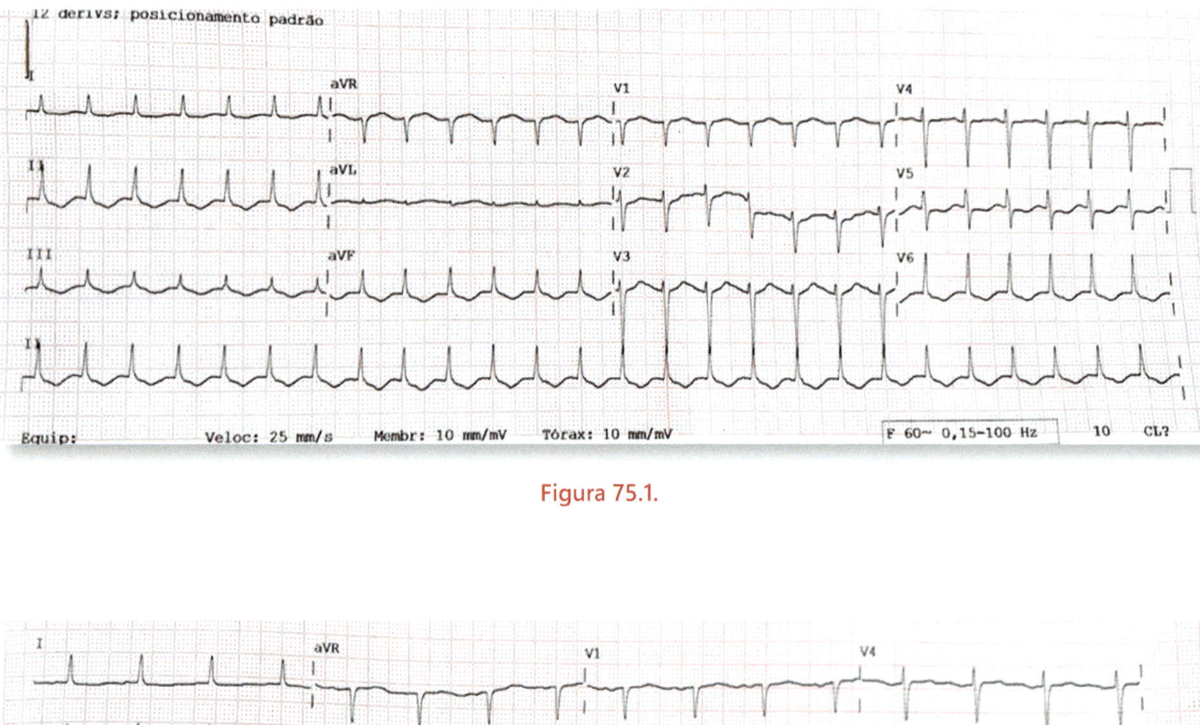

Figura 75.1.

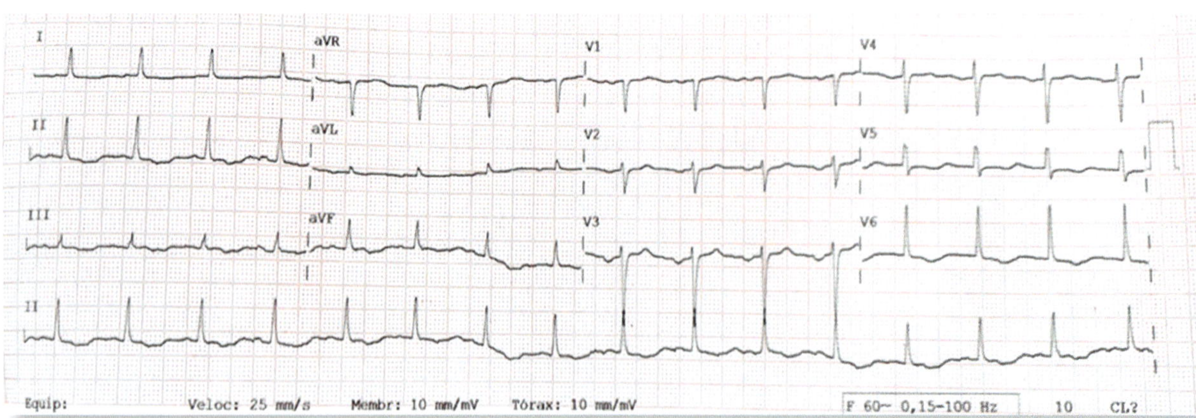

Figura 75.2.

COMENTÁRIO CASO 75

Figura 75.1 – taquicardia supraventricular paroxística – RR regular, QRS estreito. FC: 150 bpm. O mecanismo mais comum é reentrada nodal AV.

Paciente apresentava-se alerta, sem sinais de instabilidade hemodinâmica, então realizada massagem do seio carotídeo como tentativa de aumentar o tônus vagal e reverter a arritmia. Manobra vagal ineficaz, administrada adenosina 6 mg, com sucesso. ECG pós-medicação na Figura 75.2.

Figura 75.2 – ECG após administração de 6 mg de adenosina. Ritmo sinusal, eixo entre 0° e + 90°. FC 100 bpm.

LEITURA RECOMENDADA

Hallake J. Eletrocardiografia. 4ª edição. Rio de Janeiro: Editora Rubio; 2012.

CASO 76

Luanna Sousa

Paciente sexo masculino, 62 anos, da entrada na emergência com quadro de choque séptico pulmonar. Paciente apresentava-se sonolento e febril, com extremidades frias e pegajosas. Qual diagnóstico eletrocardiográfico e conduta clínica?

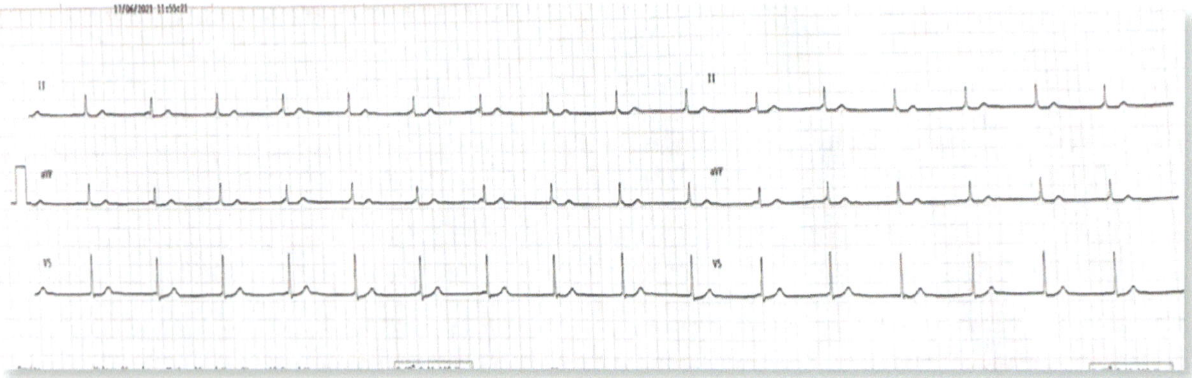

Figura 76.1.

COMENTÁRIO CASO 76

Figura 76.1 – eletrocardiograma evidenciando ritmo juncional. FC 48 bpm.

A conduta consiste em internar o paciente em unidade de tratamento intensivo, coletar culturas e iniciar antibiótico precocemente, dentro da primeira hora. Ofertar hidratação venosa e vasopressor se necessário.

LEITURA RECOMENDADA

Hallake J. Eletrocardiografia. 4ª edição. Rio de Janeiro: Editora Rubio; 2012.

CASO 77

Luanna Sousa

Paciente apresentando episódios de palpitação, bom estado geral, PA 120/70 mmHg, FC 150 bpm, sem outros sintomas associados. Qual provável diagnóstico eletrocardiográfico?

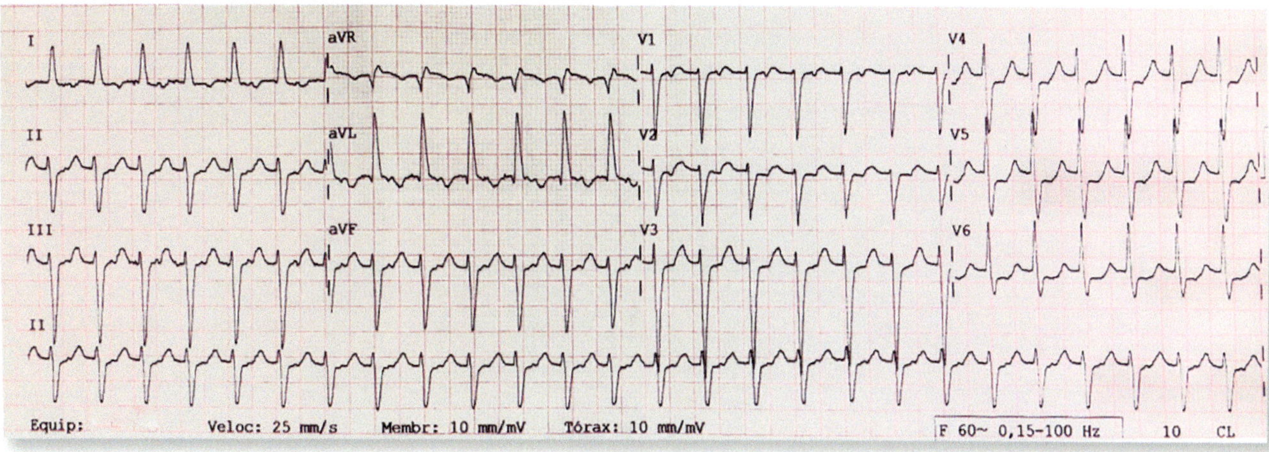

Figura 77.1.

COMENTÁRIO CASO 77

Figura 77.1 – taquicardia atrial; FC 156 bpm.

LEITURA RECOMENDADA

Hallake J. Eletrocardiografia. 4ª edição. Rio de Janeiro: Editora Rubio; 2012.

CASO 78

Luanna Sousa

Paciente 75 anos, da entrada na emergência devido a episódios de síncope. Nega comorbidades. Qual diagnóstico eletrocardiográfico e conduta?

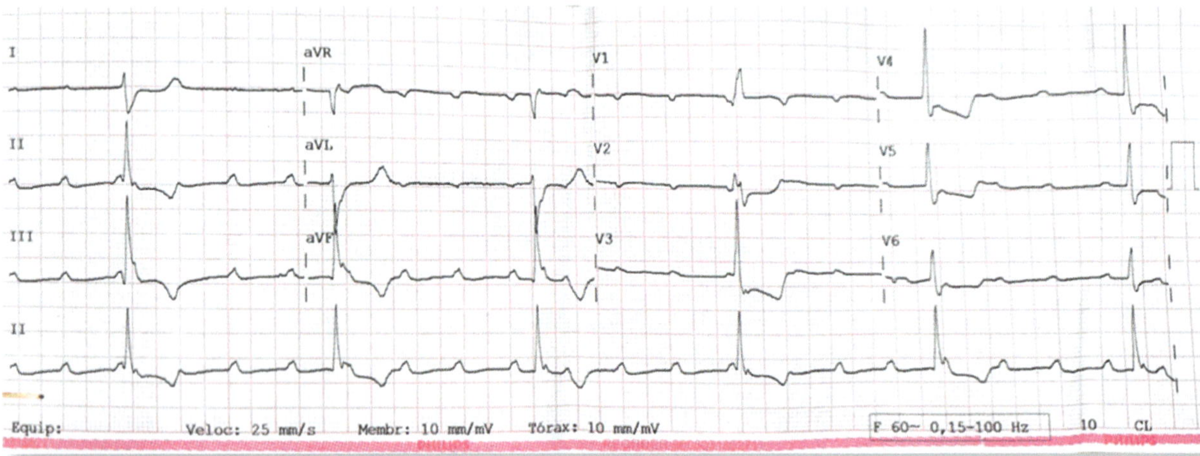

Figura 78.1.

COMENTÁRIO CASO 78

Figura 78.1 – bloqueio atrioventricular total. FC 38 bpm.

Paciente com quadro de bradiarritimia avançada associada à episódios de síncope. Indicado internação em UTI, suporte clínico e implante de marcapasso definitivo.

LEITURA RECOMENDADA

Hallake J. Eletrocardiografia. 4ª edição. Rio de Janeiro: Editora Rubio; 2012.

CASO 79

Camilla Machado

Homem de 70 anos, queixando-se de dor em ombro direito, iniciada há 2 meses, que vem aumentando progressivamente neste período, associada a parestesia do braço direito. Relata dispnéia aos médios esforços e tosse seca esporádica. Nega chiado no peito. Passado de tuberculose pulmonar tratada há 2 anos. Ex-tabagista (parou há 2 anos, carga tabágica: 60 maços/ano). Ao exame físico, apresenta bom estado geral, miose e ptose palpebral à direita, e dor discreta à compressão do ombro direito. Exame respiratório evidencia redução acentuada difusa do murmúrio vesicular à direita. Demais sistemas sem anormalidades. A radiografia de tórax evidenciou massa em ápice pulmonar direito. Qual o provável diagnóstico?

COMENTÁRIO CASO 79

O paciente apresenta a Síndrome de Claude Bernard-Horner, secundária a carcinoma broncogênico apical (tumor de Pancoast). Trata-se de uma síndrome rara que apresenta-se classicamente com ptose palpebral parcial, miose, enoftalmia e anidrose facial, contudo, nem sempre todas as manifestações estão presentes. É secundária à interrupção do estímulo nervoso simpático para a face, que pode ser provocada por doenças neurológicas, vasculares, infecções, tumores, causas iatrogênicas ou, mais raramente, de etiologia congênita ou hereditária. No caso descrito, foi decorrente à compressão do gânglio estrelado, provocada pelo tumor em ápice pulmonar. O tumor de Pancoast é tipicamente associado à história de tabagismo e seus subtipos histológicos mais encontrados são o adenocarcinoma e o carcinoma epidermóide. Na radiografia e na tomografia computadorizada de tórax normalmente são observados a lesão tumoral primária em ápice e frequentemente lesões de corrosão costais associadas.

LEITURA RECOMENDADA

Khan Z, Bollu PC. Horner Syndrome. 2021 May 4. In: StatPearls [Internet]. Treasure Island (FL): StatPearls Publishing; 2021 Jan–. PMID: 29763176.

CASO 80

Camilla Machado

Mulher de 55 anos, eutrófica, portadora de diabetes mellitus tipo II e depressão (controladas), sem outras comorbidades, procura atendimento médico com queixa de sonolência diurna excessiva, que dificulta a realização de suas atividades habituais, há cerca de 6 meses. Relata que tem dormido pouco, e que sempre acorda sonolenta. O marido nega observar episódios de apnéia ou ronco. A paciente refere ainda incomodo indefinido nas pernas, quando se senta por tempo prolongado e, principalmente no horário noturno, quando se deita para dormir, que apresenta melhora ao movimentar as pernas. Não são observadas alterações de cavidade oral ou craniana, ou quaisquer outras anormalidades ao exame físico. Qual o provável diagnóstico?

COMENTÁRIO CASO 80

A paciente apresenta síndrome das pernas inquietas. Esta síndrome é caracterizada por desconforto nas pernas, que aparece em repouso, melhora com o movimento, retorna após novo período de imobilidade, e acentua-se no período noturno. O sintoma leva a uma necessidade incontrolável de movimentar as pernas, dificulta o início do sono e pode despertar a pessoa diversas vezes durante a noite. Embora o diagnóstico da síndrome seja clínico, fundamentado na descrição dos sintomas, é possível, em parte dos pacientes, a observação de movimentos periódicos dos membros durante o exame de polissonografia noturna, mas este achado não é obrigatório para o diagnóstico. Entre os fatores desencadeadores encontram-se deficiência de ferro, insuficiência renal, diabetes e uso de antidepressivos. O tratamento inclui a correção das possíveis alterações encontradas e suspensão de medicações desencadeantes. As drogas mais utilizadas para o tratamento dos sintomas são os agonistas da dopamina, havendo preferência por aqueles que têm meia-vida mais longa como o pramipexol e o ropinirol.

LEITURA RECOMENDADA

Klingelhoefer L, Bhattacharya K, Reichmann H. Restless legs syndrome. Clin Med (Lond). 2016 Aug;16(4):379-82. doi: 10.7861/clinmedicine.16-4-379. PMID: 27481386; PMCID: PMC6280211.

CASO 81

Camilla Machado

Homem de 35 anos, porteiro, tabagista, sem comorbidades conhecidas. Relata que há 1 semana iniciou quadro de dor torácica à esquerda, que piora com o movimento e com a respiração, associada a febre, que melhora com o uso de antipirético. Relata tosse com expectoração amarelada neste período. Nega emagrecimento ou contato com pessoas sabidamente portadoras de doença pulmonar. Ao exame físico, suspeitou-se de derrame pleural à esquerda, confirmado por radiografia de tórax. Foi submetido a toracocentese diagnóstica com saída de liquido pleural amarelado. Na análise inicial do líquido pleural os seguintes resultados foram obtidos: LDH: 1150 U/L; proteínas totais: 3,5 g/dL; glicose 35mg/dL; pH 7,20; ADA 12 U/L; leucometria com 5000 leucócitos e 95% de polimorfonucleares. Os valores plasmáticos de LDH era de 310 U/L e de proteínas totais de 5,5 g/dL. Qual o provável diagnóstico?

COMENTÁRIO CASO 81

Trata-se de derrame pleural complicado. Na etapa inicial de uma infecção pulmonar, pode haver derrame pleural não complicado. É um derrame exsudativo pelos critérios de Light, mas sem sinais de infecção. Com a evolução do quadro, o líquido pleural pode ser contaminado por bactérias, se tornando um derrame pleural complicado. Esta fase é caracterizada por redução do pH (< 7,20), redução da glicose (< 60 mg/dL), aumento do LDH (> 1.000 U/L), e presença de germes na coloração de Gram. Caso não seja drenado, o derrame pleural pode evoluir para empiema pleural, quando o líquido torna-se purulento. É indicada investigação bacteriológica do líquido, incluindo cultura para germes aeróbicos e anaeróbicos, pesquisa de tuberculose e, eventualmente, fungos.

LEITURA RECOMENDADA

Light RW. Pleural effusions. Med Clin North Am. 2011 Nov; 95(6):1055-70. doi:10.1016/j.mcna.2011.08.005. Epub 2011 Sep 25. PMID: 22032427.

CASO 82

Camilla Machado

Mulher de 30 anos, sem comorbidades conhecidas, relata o aparecimento de manchas avermelhadas dolorosas nas pernas associado a artralgia difusa e febre. Na investigação diagnóstica, foi realizada TC de tórax que evidenciou linfadenopatia mediastinal e hilar bilateral associada a múltiplos micronódulos pulmonares com predomínio subpleural e ao longo do feixe broncovascular. Qual o provável diagnóstico?

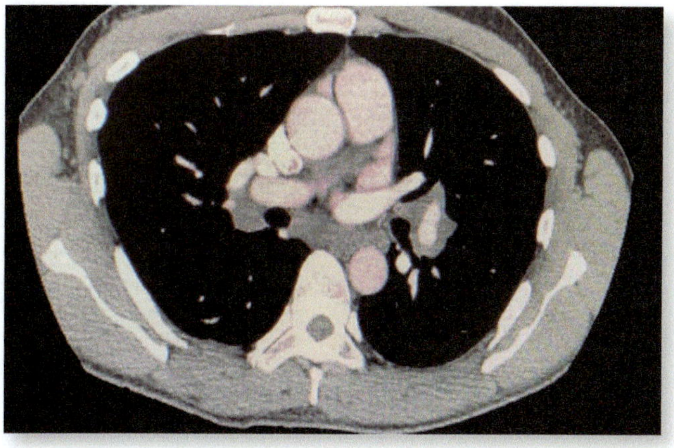

Figura 82.1. Adenopatia mediastinal.

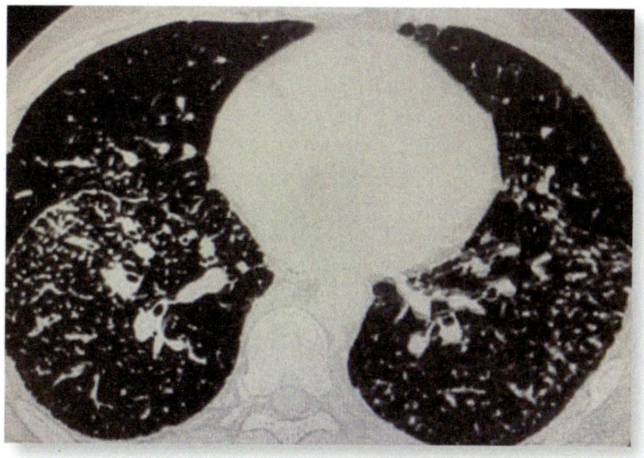

Figura 82.2. Pequenos nódulos pulmonares distribuídos difusamente.

COMENTÁRIO CASO 82

O diagnóstico mais provável é sarcoidose. A sarcoidose é uma doença multissistêmica, que tem preferência por pulmões, fígado, olhos, coração e cérebro. Sua etiologia é incerta, e sua apresentação, progressão e prognóstico são variáveis. Em 20% dos indivíduos, pode se manifestar como um quadro agudo, denominado síndrome de Löfgren, que se caracteriza pela tríade: eritema nodoso, linfadenopatias hilares bilaterais e poliartralgia ou poliartrite. Esta síndrome costuma ter curso benigno e responde bem ao corticóide. A TC de tórax na sarcoidose caracteriza-se por infiltrado intersticial bilateral principalmente nodular e linfadenopatia hilar e mediastinal. Para o diagnóstico pode ser necessária biopsia que demonstra granuloma não caseoso de aspecto sarcóide.

LEITURA RECOMENDADA

Spagnolo P, Rossi G, Trisolini R, Sverzellati N, Baughman RP, Wells AU. Pulmonary sarcoidosis. Lancet Respir Med. 2018 May;6(5):389-402. doi: 10.1016/S2213-2600(18)30064-X. Epub 2018 Apr3. PMID: 29625772.

CASO 83

Camilla Machado

Homem de 20 anos, sem comorbidades, tabagista, relata aparecimento súbito de dor torácica e dispneia enquanto assistia televisão. Nega episódios similares anteriores, trauma torácico ou quadro gripal. Refere quadro de COVID há 6 meses de leve intensidade. Ao exame físico, apresentava taquipnéia (FR 32 irpm) e dessaturação (SO_2 91%). Ausculta pulmonar com murmúrio vesicular e frêmito tóraco-vocal reduzidos em todo hemitórax esquerdo. O restante do exame físico não apresentava alterações. Qual o provável diagnóstico?

COMENTÁRIO CASO 83

O provável diagnóstico é o de pneumotórax espontâneo primário. Ele ocorre em pacientes sem doença pulmonar subjacente ou evidente. A doença incide predominantemente em homens, altos e magros, com idade entre 20 e 40 anos, e fumantes. Quase sempre é unilateral. O tratamento é variável dependendo da intensidade dos sintomas e repercussão clínica, extensão, persistência ou recorrência e varia desde repouso e observação nos casos leves até aspiração simples e drenagem pleural fechada. Nos casos graves ou recorrentes está indicada a pleurodese.

LEITURA RECOMENDADA

Wong A, Galiabovitch E, Bhagwat K. Management of primary spontaneous pneumothorax: a review. ANZ J Surg. 2019 Apr;89(4):303-308. doi: 10.1111/ans.14713. Epub 2018 Jul 5. PMID:29974615.

CASO 84

Ana Rita Coutinho

Paciente masculino, 48 anos, hipertenso, diabético não insulino-dependente e obeso grau II, com quadro de mialgia, prostração, tosse e febre há 10 dias. No quinto dia após início dos sintomas, realizou coleta de swab nasal com análise de PCR para COVID-19 com resultado positivo. No décimo dia de sintomas evolui com cansaço aos pequenos esforços e redução da saturação de oxigênio avaliada através da oximetria em casa, sendo então admitido na emergência com FC 110 bpm, $SatO_2$ 86% em ar ambiente e FR 28 irpm. Tomografia de tórax apresenta infiltrado em vidro fosco em aproximadamente 50% do parênquima pulmonar. Exames laboratoriais com PCR 34 mg/dL, leucócitos 13.600 por mm^3 (linfócitos = 500 por mm^3) e D-dímero 3.353 mg/dL. Qual a sua conduta nesse caso?

COMENTÁRIO CASO 84

Paciente com diagnóstico de pneumonia viral por COVID-19 com piora ventilatória. Está indicada internação hospitalar em setor de isolamento respiratório para suporte clínico, com controle e gerenciamento dos sintomas. Deve receber oxigenioterapia suplementar, inicialmente sob cateter nasal, com alvo de saturação O_2 de 92% a 96%. É preconizado tratamento com corticosteroide para pacientes que necessitam de suplementação de O_2. Deve ser empregado anticoagulante em dose de profilaxia para tromboembolismo venoso e antimicrobianos na suspeita de co-infecção bacteriana. Outras terapias experimentais estão em investigação, não havendo ainda evidências suficientes para sua recomendação.

LEITURAS RECOMENDADAS

Berlin DA, Gulick RM, Martinez FJ. Severe Covid-19. N Engl J Med. 2020 Dec 17;383(25):2451-2460. doi: 10.1056/NEJMcp2009575. Epub 2020 May 15. PMID: 32412710.

RECOVERY Collaborative Group, Horby P, Lim WS, Emberson JR, Mafham M, Bell JL, Linsell L, Staplin N, Brightling C, Ustianowski A, Elmahi E, Prudon B, Green C, Felton T, Chadwick D, Rege K, Fegan C, Chappell LC, Faust SN, Jaki T, Jeffery K, Montgomery A, Rowan K, Juszczak E, Baillie JK, Haynes R, Landray MJ. Dexamethasone in Hospitalized Patients with Covid-19. N Engl J Med. 2021 Feb 25;384(8):693-704. doi: 10.1056/NEJMoa2021436. Epub 2020 Jul 17. PMID: 32678530; PMCID: PMC7383595.

CASO 85

Ana Rita Coutinho

Homem, 67 anos, portador de doença renal crônica em tratamento conservador, tabagista, coronariopata e dislipidêmico, internado há 12 dias devido a pneumonia viral por COVID-19 com acometimento pulmonar de aproximadamente 50% pela tomografia de tórax. Parâmetros inflamatórios elevados e Dímero D de 6500 mg/dL. Encontra-se discretamente taquipneico com cateter nasal de O_2 a 4L/min, mantendo saturação de 94%, sem esforço ventilatório. Subitamenteapresenta queixa de mal estar inespecífico associado a piora do padrão ventilatório, sudorese profusa e hipotensão. A ausculta pulmonar não apresenta alterações evolutivas. Realizado ecocardiograma transtorácico de urgência que evidencia disfunção nova do ventrículo direito. Qual é o provável diagnóstico e conduta adequada?

COMENTÁRIO CASO 85

Trata-se de tromboembolismo pulmonar agudo maciço em paciente com infecção por COVID 19. Sabe-se que esta infecção viral está associada a estado pró-trombótico, com aumento da incidência de trombose venosa profunda e tromboembolismo pulmonar. Está indiciada oxigenioterapia e suporte hemodinâmico. Considerando a instabilidade hemodinâmica decorrente da embolia pulmonar (tromboembolismo pulmonar maciço), inexistindo contra-indicações, é recomendada terapia com trombolítico sistêmico.

LEITURA RECOMENDADA

Bompard F, Monnier H, Saab I, Tordjman M, Abdoul H, Fournier L, Sanchez O, Lorut C, Chassagnon G, Revel MP. Pulmonary embolism in patients with COVID-19 pneumonia. Eur Respir J. 2020 Jul 30;56(1):2001365. doi: 10.1183/13993003.01365-2020. PMID: 32398297; PMCID: PMC7236820.

CASO 86

Ana Rita Coutinho

Paciente masculino, 30 anos, obeso grau II, apresentou infecção por COVID-19 há 3 semanas com sintomas leves da doença, sem necessidade de internação hospitalar. Há 3 dias retomou atividades esportivas de lazer e iniciou quadro de dor torácica retroesternal em pontada e de forte intensidade. A dor mantém-se em repouso, piora ao deitar-se e à inspiração profunda e alivia com a inclinação do tronco para frente. Qual é a principal hipótese diagnóstica?

COMENTÁRIO CASO 86

A principal hipótese diagnóstica é de pericardite após infecção viral por COVID-19. O diagnóstico de pericardite é confirmado com a presença de dois dos quatro critérios a seguir:

1. *Dor torácica típica de pericardite (como a descrita no caso);*
2. *Atrito pericárdico à ausculta cardíaca;*
3. *Supradesnivelamento do segmento ST difuso e infra do segmento PR no eletrocardiograma;*
4. *Presença de derrame e/ou espessamento pericárdico ao ecocardiograma.*

O tratamento baseia-se principalmente na associação de anti-inflamatório por 1 a 2 semanas, com colchicina por 3 meses (que além de auxílio no alívio dos sintomas, ajuda na prevenção de recorrência do quadro).

LEITURA RECOMENDADA

Inciardi RM, Lupi L, Zaccone G, Italia L, Raffo M, Tomasoni D, Cani DS, Cerini M, Farina D, Gavazzi E,Maroldi R, Adamo M, Ammirati E, Sinagra G, Lombardi CM, Metra M. Cardiac Involvement in a Patient With Coronavirus Disease 2019 (COVID-19). JAMA Cardiol. 2020 Jul 1;5(7):819-824. doi: 10.1001/jamacardio.2020.1096. PMID: 32219357; PMCID: PMC7364333.

CASO 87

Ana Rita Coutinho

Paciente feminina, 44 anos, com transtorno de ansiedade em acompanhamento psiquiátrico e obesidade grau III, internada por COVID-19 há 22 dias, em uso de cateter nasal de alto fluxo com 60 LPM e 80% de FiO_2. Está confortável, sem esforço ventilatório, porém, apresentando dificuldade para a redução dos parâmetros de suporte, já em fase tardia da doença. Iniciou quadro de dor torácica retroesternal, sem alterações evolutivas no eletrocardiograma ou elevação de enzimas cardíacas. Solicitado ecocardiograma comparativo, cuja a realização foi impossibilitada pela ausência de janela acústica adequada. O que pode estar acontecendo?

COMENTÁRIO CASO 87

A dificuldade na redução do suporte de oxigênio em paciente com COVID-19, após fase inflamatória, deve aumentar a suspeição de alguma nova complicação como tromboembolismo, pneumotórax ou pneumomediastino. Estas complicações devem ser investigadas através de imagens pulmonares por Raio X, Tomografia e/ou Angiotomografia. No caso em questão além da pneumonia viral foi evidenciado extenso pneumomediastino. Na maior parte dos casos o tratamento do pneumomediastino é conservador, recomendando-se minimizar pressões ventilatórias, manter adequada analgesia, e acompanhamento clínico. Deve ocorrer a reabsorção gradual do mesmo.

LEITURA RECOMENDADA

Wali A, Rizzo V, Bille A, Routledge T, Chambers AJ. Pneumomediastinum following intubation inCOVID-19 patients: a case series. Anaesthesia. 2020 Aug;75(8):1076-1081. doi: 10.1111/anae.15113. Epub 2020 Jun 11. PMID: 32375200; PMCID: PMC7267505.

CASO 88

Ana Rita Coutinho

Paciente feminina, 52 anos, diabética não insulino-dependente, DPOC e tabagista, internada por pneumonia viral por COVID-19 com necessidade de ventilação mecânica há 24 h. Está com os seguintes parâmetros ventilatórios, modo PCV, Pi 14 cmH_2O, PEEP 12 cmH_2O, FR 25 irpm, FiO_2 80%. Recebendo dose baixa de noradrenalina, além de adequada sedação e bloqueador neuromuscular. Gasometria evidenciando relação PaO_2/FiO_2 126, além de discreta acidose metabólica. Qual conduta mais adequada?

COMENTÁRIO CASO 88

Trata-se de um paciente com síndrome do desconforto respiratório agudo moderada devido a pneumonia por COVID-19 já em uso de sedativos e bloqueio neuromuscular, mantendo relação PaO_2/FiO_2 inferior a 150. Recomenda-se o posicionamento do paciente em posição em prona. Tal manobra deve ser realizada por uma equipe multidisciplinar treinada, de forma precoce com o objetivo de redistribuir a ventilação e perfusão alveolar, promovendo melhora da oxigenação. O paciente deve permanecer na posição entre 16 e 20 h, monitorando resposta gasométria, ventilatória e hemodinâmica. Durante a manobra deve ser mantido eficaz grau de sedação e de bloqueio neuromoscular. Também é importante a vigilância e prevenção de complicações decorrentes da posição. Lesões miocutâneas (síndrome compartimental ou lesão por pressão), oculares (glaucoma, amaurose, lesão de nervo óptico ou retina), edema de língua, lesões nervosas periféricas, isquemia arterial femoral e necrose avascular da cabeça do fêmur já foram relatadas.

LEITURA RECOMENDADA

Shelhamer MC, Wesson PD, Solari IL, Jensen DL, Steele WA, Dimitrov VG, Kelly JD, Aziz S, GutierrezVP, Vittinghoff E, Chung KK, Menon VP, Ambris HA, Baxi SM. Prone Positioning in Moderate to Severe Acute Respiratory Distress Syndrome Due to COVID-19: A Cohort Study and Analysis of Physiology. J Intensive Care Med. 2021 Feb;36(2):241-252. doi: 10.1177/0885066620980399. PMID: 33380236; PMCID: PMC7780273.

CASO 89

Ana Rita Coutinho

Paciente feminina, 52 anos, diabética não insulino-dependente, DPOC e tabagista, internada por pneumonia viral por COVID-19 com necessidade de ventilação mecânica há 24 h. Está com os seguintes parâmetros ventilatórios, modo PCV, Pi 18 cmH_2O, PEEP 12 cmH_2O, FR 25, FiO_2 80%. Está em uso de aminas vasopressoras, sedativos e bloqueador neuromuscular. Já em posição prona há 6 h, com a seguinte gasometria: pH 7,10 pCO_2 88 mmHg pO_2 56 mmHg; BIC 51 mEq/L; $SatO_2$ 88%; lactato 1,3 mmol/L e relação PaO_2/FiO_2 70. Qual seria a melhor estratégia para esse paciente no momento?

COMENTÁRIO CASO 89

A paciente apresenta síndrome do desconforto respiratório agudo grave por doença aguda com potencial reversibilidade, mantendo acidose metabólica, retenção de CO_2 e relação PaO_2/FiO_2 abaixo de 80 por mais de 6 h, com estratégia de ventilação mecânica protetora, já em uso de bloqueador neuromuscular e posição prona. É, portanto, candidata a terapia com membrana de oxigenação extracorpórea (ECMO). Deve ser avaliada pelo time de ECMO para possível implante de dispositivo venovenoso.

LEITURA RECOMENDADA

Badulak J, Antonini MV, Stead CM, Shekerdemian L, Raman L, Paden ML, Agerstrand C, Bartlett RH, Barrett N, Combes A, Lorusso R, Mueller T, Ogino MT, Peek G, Pellegrino V, Rabie AA, Salazar L, Schmidt M, Shekar K, MacLaren G, Brodie D; ELSO COVID-19 Working Group Members. Extracorporeal Membrane Oxygenation for COVID-19: Updated 2021 Guidelines from the Extracorporeal Life Support Organization. ASAIO J. 2021 May 1;67(5):485-495. doi: 10.1097/MAT.0000000000001422. PMID: 33657573; PMCID: PMC8078022.

CASO 90

Jéssica Rizkalla

Paciente, 79 anos, diabético tipo 2 mal controlado, procura atendimento de emergência com queixa de náuseas e vômitos de início súbito, há cerca de trinta minutos. À admissão, apresentava-se sudoreico, com confusão mental aguda e hipotensão (PA 85 x 52 mmHg). O ECG evidencia bloqueio atrioventricular total, com FC estimada em 35 bpm. Qual a conduta?

COMENTÁRIO CASO 90

Estamos diante de um paciente com bradiarritmia com sinais de instabilidade hemodinâmica (hipotensão e confusão mental). Trata-se de uma emergência médica e a conduta adequada diante desse cenário é a colocação de marca- passo transcutâneo, até que seja preparado o material para passagem de marca-passo transvenoso provisório. Além do suporte de imediato, é necessária a investigação das causas do bloqueio atrioventricular. No caso em questão, a isquemia miocárdica é uma das principais hipóteses diagnósticas, não esquecendo também de fatores como medicamentos e distúrbios hidroeletrolíticos.

LEITURA RECOMENDADA

Mangrum JM, DiMarco JP. The evaluation and management of bradycardia. N Engl JMed. 2000;342(10):703-9.

CASO 91

Jéssica Rizkalla

Paciente, 23 anos, sem comorbidades conhecidas, é levada por amigos à um pronto-socorro devido a quadro de vômitos e palpitações iniciado após libação alcoólica. ECG evidência taquiarritmia com QRS estreito, intervalo RR regular e ausência de onda P. Qual o diagnóstico?

COMENTÁRIO CASO 91

Trata-se de uma taquicardia supraventricular, sendo as principais: taquicardia por reentrada nodal, taquicardia por reentrada atrioventricular, flutter atrial e taquicardia atrial. O tratamento agudo das taquicardias de QRS estreito envolve uma série de medidas que podem não somente interromper a arritmia, como também revelar seu mecanismo específico. As manobras vagais, sobretudo a massagem do seio carotídeo, são utilizadas inicialmente com esse objetivo. Caso não se consiga o resultado esperado, pode-se lançar mão de drogas, como a adenosina (primeira opção) e os bloqueadores dos canais de cálcio e betabloqueadores.

LEITURA RECOMENDADA

Olgin JE, Zipes DP. Specific arrhythmias: diagnosis and treatment. In: Zipes DP, Libby P,Bonow RO, Braunwald E. Braunwald's heart disease. 8.ed. 2008;863-931.

CASO 92

Jéssica Rizkalla

Paciente, 45 anos, submetido a troca valvar aórtica metálica por estenose aórtica grave sintomática, evoluiu no décimo segundo dia de pós-operatório com quadro de febre e dor torácica pleurítica, que piora em decúbito dorsal. Exames evidenciaram culturas para rastreio infeccioso negativas, proteínas de fase aguda elevadas e ecocardiograma transtorácico apresentando derrame pericárdico moderado. Tomografia computadorizada de tórax sem alterações pleuro-pulmonares. Qual é o diagnóstico sindrômico?

COMENTÁRIO CASO 92

A síndrome de Dressler caracteriza-se por pericardite resultante de injúria do pericárdio, miocárdio ou ambos. O acometimento cardíaco pode ser decorrente de necrose miocárdica, cirurgia cardíaca, intervenções percutâneas ou outras causas traumáticas. As manifestações clínicas surgem dentro de uma a seis semanas após a lesão e incluem febre, dor torácica pleurítica, dispneia, derrame pericárdico e/ou pleural e a presença de atrito pericárdico ao exame físico. O tratamento de escolha consiste em anti- inflamatório não esteroidal e colchicina. Pacientes que evoluem com pericardite constrictiva podem necessitar de pericardiectomia.

LEITURA RECOMENDADA

Leib AD, Foris LA, Nguyen T, Khaddour K. Dressler Syndrome.In: StatPearls [Internet].TreasureIsland (FL): StatPearls Publishing; 2021. PMID: 28723017.

CASO 93

Jéssica Rizkalla

Paciente, 36 anos, com relato de tratamento ambulatorial para pielonefrite com ciprofloxacino, há trinta dias, procura atendimento de emergência devido a quadro de astenia, oligúria, náuseas e vômitos, iniciados há cinco dias. Há 48 horas, houve o surgimento de artralgia, rash cutâneo e febre. Negava sintomas urinários. Exames laboratoriais de sangue apresentavam uréia 98 mg/dL, creatinina 1.7 mg/dL, Hb 9.5 g/dL, K 5.5 mEq/L e gasometria venosa com acidose metabólica. Exame de urina revelava proteinúria, piúria, hematúria e fração de excreção de sódio 3%. Ultrassonografia urinária demonstrava aumento do volume renal direito.

COMENTÁRIO CASO 93

O caso em questão retrata um quadro de nefrite intersticial aguda (NIA) após uso de ciprofloxacino. A NIA consiste em perda aguda da função renal secundária à inflamaçãoe edema do interstício renal, decorrente da exposição a drogas, infecções e doenças autoimunes. A NIA secundária ao uso de medicações não depende da dose utilizada e pode tornar-se evidente a partir de 2 semanas ou mais após o início da exposição. O método padrão-ouro para diagnóstico é a biópsia renal, que é indicada quando há dúvida diagnóstica e/ou ausência de melhora clínica e laboratorial após suspensão da droga suspeita. O tratamento consiste em suspensão imediata da droga suspeita, além de medidas de suporte como hidratação venosa e manejo de alterações hidroeletrolíticas. O uso de corticoide por duas semanas, embora controverso na literatura, pode ser recomendado conforme a evolução clínica do paciente.

LEITURA RECOMENDADA

Praga M, González E. Acute interstitial nephritis. Kidney Int. 2010;77(11):956-61. doi: 10.1038/ki.2010.89. Epub 2010 Mar 24. PMID: 20336051.

CASO 94

Jéssica Rizkalla

Paciente, 56 anos, diabético e obeso mórbido, internado por pneumonia viral por COVID-19, evoluindo com insuficiência respiratória hipoxêmica e necessidade de entubação orotraqueal. Realizada pré-medicação com lidocaína 2%, sedação com etomidato e bloqueio neuromuscular com succinilcolina. Cerca de 1:45 horas depois, evoluiu com taquicardia, sudorese, queda da saturação, rigidez muscular e hipertermia (tax 41,5ºC). O que pode ter acontecido com esse paciente?

COMENTÁRIO CASO 94

A hipertermia maligna é uma doença hereditária, autossômica dominante e rara. É caracterizada por resposta hipermetabólica aos anestésicos voláteis e à succinilcolina. Pode ocorrer também como resposta à uma atividade física intensa em ambientes quentes. Ocorre acúmulo excessivo de cálcio no mioplasma, levando à aceleração do metabolismo e atividade contrátil do músculo esquelético. Esse estado hipermetabólico provoca hipoxemia, acidose metabólica, rabdomiólise e rápido aumento da temperatura corporal, que pode ser fatal se não diagnosticado e tratado a tempo. O tratamento consiste em interrupção da exposição aos agentes desencadeantes, administração endovenosa contínua de dantrolene sódico (relaxante muscular utilizado como tratamento específico na hipertermia maligna e que promove a abolição do acoplamento excitação-contração nas células musculares) até que os sintomas cessem, além de medidas de suporte que visam a prevenção de complicações associadas, como arritmias cardíacas, acidose metabólica, distúrbios hidroeletrolíticos, entre outras.

LEITURA RECOMENDADA

Correia ACC, Silva PCB, Silva BA. Hipertermia maligna: aspectos moleculares e clínicos. Revista Brasileira de Anestesiologia. 2012;62(6): 820-837

CASO 95

Jéssica Rizkalla

Paciente, 53 anos, diabético tipo 1 mal controlado e etilista de fermentados de longa data, é levado ao pronto atendimento devido à quadro de sonolência, confusão mental, náuseas e vômitos. Ao exame físico, apresentava-se com mucosas hipocoradas, desidratado, taquicárdico e com glicemia capilar de 330 mg/dL. Exames laboratoriais mostravam leucócitos 13.520/mcL, bastões 7%, exame de urina com corpos cetônicos e nitrito positivo. Gasometria arterial com pH 7.09, bicarbonato 9,5 mEq/L, pCO_2 22 mmHg, lactato 27 mmol/L. Qual é a sua hipótese diagnóstica?

COMENTÁRIO CASO 95

Estamos diante de um quadro de cetoacidose diabética (CAD), que é uma complicação grave do Diabetes Mellitus e acontece, principalmente, em indivíduos com diabetes tipo 1. Há fatores precipitantes bem estabelecidos, como infecção, trauma, estresse metabólico, gestação, abuso de drogas lícitas e/ou ilícitas, e má adesão ao tratamento da diabetes. A CAD pode ser classificada em leve, moderada ou grave, utilizando parâmetros como níveis tensionais, valores de pH e bicarbonato, ânion gap e osmolaridade plasmática. O diagnóstico consiste na presença de hiperglicemia (> 250 mg/dL), acidose metabólica (pH < 7,2 e bicarbonato < 15 mEq/L) e cetonemia ou cetonúria. O tratamento consiste em hidratação venosa, insulinoterapia e correção dos distúrbios hidroeletrolíticos, não podendo ser esquecido o tratamento da causa de base. No caso em questão, podemos considerar como fatores precipitantes a má adesão ao tratamento, libação alcoólica e até mesmo quadro infeccioso associado, uma vez que os exames revelam leucocitose com bastonemia além de alterações na urina sugestivas de infecção.

LEITURA RECOMENDADA

Dhatariya KK, Glaser NS, Codner E, Umpierrez GE. Diabetic ketoacidosis. Nat Rev Dis Primers. 2020;6(1):40. doi: 10.1038/s41572-020-0165-1. PMID: 32409703.

CASO 96

Jéssica Rizkalla

Paciente de 75 anos procura atendimento ambulatorial devido sintomas de astenia,constipação, fraqueza de membros inferiores e perda ponderal de cerca de aproximadamente 10 kg em 5 meses. Não há relato de alteração do paladar ou mudança dos hábitos alimentares. Há história patológica pregressa de fratura de fêmur a direita sem relato de queda da própria altura ou trauma. Traz exames laboratoriais que mostram nível sérico de cálcio total 12.1 mg/dL, cálcio iônico 7.1 mg/dL (VR 4.4-5.3 mg/dL), fósforo 2.1 mg/dL (VR 2.5-4.5 mg/dL), creatinina 0.8 mg/dL, PTH 273 pg/mL (VR até 72 pg/mL), TSH e T4 livre normais. Ao exame físico observa-se presença de nódulo tireoidiano palpável. Qual a hipótese diagnóstica e qual o próximo passo na investigação dessa paciente?

COMENTÁRIO CASO 96

Estamos diante de uma paciente idosa com sintomas decorrentes de hipercalcemia. Além disso, observamos nível sérico de PTH aumentado, fósforo baixo e hormônios tireoidianos normais, o que nos leva a pensar na hipótese diagnóstica de hiperparatireoidismo primário. Devemos pesquisar valores séricos de fosfatase alcalina e 25-hidroxivitamina D, e realizar urina de 24 horas com bioquímica completa para avaliar risco de litíase renal. Como há nódulo tireoidiano palpável, devemos solicitar uma US do órgão e, em segunda avaliação, uma punção aspirativa com biópsia do nódulo em questão. Exame de densitometria óssea também está indicado, já que a paciente possui história de fratura sem relato de trauma.

LEITURA RECOMENDADA

Bilezikian JP, Bandeira L, Khan A, Cusano NE. Hyperparathyroidism. Lancet. 2018;391(10116):168- 178. doi: 10.1016/S0140-6736(17)31430-7. Epub 2017 Sep 17. PMID: 28923463.

CASO 97

Jéssica Rizkalla

Mulher 31 anos procura atendimento ambulatorial com queixa de dor e edema articular em mãos, pés, punhos e ombros de início há cerca de 5 meses, associada a rigidez matinal dessas articulações. Ao ser questionada quanto à presença de outros sintomas, relata que vem observando que seus olhos estão mais secos e vermelhos, há quatro semanas. Ao exame físico foi observada artrite das articulações das mãos e punhos, além de nódulos indolores em cotovelos. Há também limitação dos movimentos da mão esquerda, com deformidade óssea. Qual é a hipótese diagnóstica? Há algum critério de gravidade da doença em questão?

COMENTÁRIO CASO 97

A presença de poliartrite, deformidade óssea e nódulos reumatóides em mulher jovem sugere o diagnóstico de artrite reumatoide, que é uma doença inflamatória crônica bem mais prevalente no sexo feminino. Devido à queixa de xeroftalmia, devemos pensar em acometimento extra-articular, como a Síndrome de Sjogren. Em relação aos critérios de gravidade, a paciente em questão possui sabidamente três deles: início da doença em idade jovem, acometimento extra-articular e presença de erosões nos primeiros anos da doença. Outros critérios seriam altos níveis de fator reumatoide, VHS e proteína C reativa persistentemente elevadas e artrite em mais de 20 articulações.

LEITURA RECOMENDADA

Smolen JS, Aletaha D, McInnes IB. Rheumatoid arthritis. Lancet. 2016;388(10055):2023-2038. doi:10.1016/S0140-6736(16)30173-8. Epub 2016 May 3. Erratum in: Lancet. 2016;388(10055):1984. PMID: 27156434.

CASO 98

Jéssica Rizkalla

Paciente 75 anos, hipertenso, dislipidêmico, etilista, procura atendimento médico com relato de que, desde as últimas 4 semanas, nota dificuldade para a locomoção e parestesia de membros inferiores. Refere que há cerca de 8 meses apresenta azia e mádigestão com desconforto e distensão abdominal após as refeições. Os exames laboratoriais iniciais evidenciam Ht 21 %, Hb 8.7 g/dL, VCM 110 fL. Dando sequência à investigação de anemia macrocítica, foi observado que o nível sérico de vitamina B12 encontrava-se reduzido. Qual o próximo passo da investigação?

COMENTÁRIO CASO 98

Estamos diante de um paciente com anemia megaloblástica por carência de vitamina B12. Devido as queixas gástricas e história de etilismo associada, é importante pensar em gastrite atrófica como provável etiologia, que seria confirmada por exame de endoscopia digestiva alta e biópsia da mucosa gástrica. A anemia por deficiência de vitamina B12 secundária à gastrite atrófica é denominada anemia perniciosa e é comumente vista em pacientes idosos. A grande maioria dos pacientes desenvolve alterações neurológicas se não tratada adequadamente. A baixa absorção da vitamina B12 é decorrente da deficiência de fator intrínseco.

LEITURA RECOMENDADA

Shipton MJ, Thachil J. Vitamin B12 deficiency - A 21st century perspective . Clin Med(Lond). 2015;15(2):145-50. doi: 10.7861/clinmedicine.15-2-145. PMID: 25824066; PMCID: PMC4953733.

CASO 99

Rafael Sigaud

Mulher, 26 anos, com história de HIV por transmissão vertical, que encontrava-se sem tratamento há 5 anos, reiniciou terapia anti-retroviral (TARV), há 2 meses. Procura atendimento na Emergência com quadro de febre que se estende há uma semana, associada a ataxia e confusão mental iniciadas nas últimas 24 horas. Ao exame físico, apresentava PA: 90 x 60 mmHg; FC: 105 bpm; FR: 24 irpm; SO_2: 98%; tax 38,5 graus Celsius. À palpação abdominal foi identificada hepatoesplenomegalia. Os exames laboratoriais evidenciavam pancitopenia, aumento significativo das enzimas hepáticas, hiperbilirrubinemia, hipertrigliceridemia e aumento da ferritina (5.000 ng/mL; valor normal < 200 ng/mL). A RM de crânio demonstrava aspecto compatível com meningoencefalite. Foi realizada punção liquórica com análise do líquor normal. Qual é a sua hipótese diagnóstica e como confirmá- la?

COMENTÁRIO CASO 99

O caso acima é sugestivo de Síndrome Hemofagocítica. É uma síndrome decorrente de excessiva ativação autoimune, resultando em hipercitocinemia e ativação desregulada de macrófagos, que secretam citocinas em grande quantidade, promovendo lesão tecidual. As infecções são os principais fatores precipitantes da forma secundária, sobretudo as infecções virais. É também descrito o aparecimento da síndrome após instituição de TARV. O aspirado de medula óssea é indicado para todos os pacientes suspeitos e auxilia na confirmação diagnóstica. Fazem parte dos critérios diagnósticos: Febre ≥ 38,5 graus Celsius, esplenomegalia, hepatite, citopenia de pelo menos 2 séries, hipertrigliceridemia, hipofibrinogenemia, hemofagocitose demonstrada na medula óssea, baço, fígado ou linfonodos, atividade reduzida das células Natural Killers, ferritina sérica elevada (> 500 mcg/L), CD 25 solúvel acima de dois desvios padrões no ensaio laboratorial utilizado.

LEITURA RECOMENDADA

Tothova Z, Berliner N. Hemophagocytic Syndrome and Critical Illness: New Insights into Diagnosis and Management. J Intensive Care Med. 2015 Oct;30(7):401-12. doi: 10.1177/0885066613517076. Epub 2014 Jan 8. PMID: 24407034; PMCID: PMC4099298.

CASO 100

Rafael Sigaud

Mulher, 23 anos , com história de candidíase mucocutânea crônica, alteração do humor, espasmos musculares, câimbras frequentes , visão nublada e queda de cabelos. Ao exame físico apresenta alopécia associada a vitiligo em tronco e face. Presença de mioclonia em pálpebras, e unhas distróficas. Sinais vitais: PA = 123 /71 mmHg, FC 76 bpm, FR 18 irpm, SO_2 100%, tax 36,6ºC. Apresentou espasmo do carpo ao insuflar o manguito (Sinal de Trousseau). Os exames laboratoriais demonstram hemograma normal; Na 139 mEq/L; K 3,9 mEq/L, Ca i = 0,47 mmol/L. Qual é a sua hipótese diagnóstica e conduta?

COMENTÁRIO CASO 100

Trata- se de um quadro de hipocalcemia decorrente de hipoparatireodismo secundário a síndrome poliglandular autoimune tipo I, que é uma rara desordem autossômica recessiva caracterizada por injúria autoimune a diversos órgãos. Suas manifestações clínicas são extremamente variáveis mas a tríade clássica é composta por candidíase mucocutânea crônica, hipoparatiroidismo e insuficiência adrenal. A base do tratamento consiste na reposição das diversas deficiências e, no caso descrito especificamente, é necessária a reposição de cálcio intravenoso, por se tratar de hipocalcemia grave (Cai < 0,8 mmol/L). Os pacientes portadores desta síndrome devem ser acompanhados por toda a vida.

LEITURA RECOMENDADA

Proust-Lemoine E, Saugier-Veber P, Wémeau JL. Polyglandular autoimmune syndrome type I. PresseMed. 2012 Dec;41(12 P 2):e651-62. doi: 10.1016/j.lpm.2012.10.005. Epub 2012 Nov 23. PMID: 23182677.

CASO 101

Rafael Sigaud

Mulher, 32 anos, portadora de bócio difuso tóxico, é submetida a tireodectomia subtotal, restando aproximadamente 3 g de tecido tireóide em cada lobo. No segundo dia de pós-operatório, apresenta parestesia, abalos musculares, irritabilidade, letargia e ansiedade. Ca i 0,7 mmol/L.. Qual é o diagnóstico e conduta?

COMENTÁRIO CASO 101

Trata-se de um caso de hipocalcemia decorrente de hipoparatireoidismo adquirido pós-tireoidectomia, que é a causa mais comum de hipoparatireoidismo. As paratireóides são 4 pequenas glândulas localizadas junto á tireóide e são responsáveis pela secreção de paratormônio(hormônio regulador do metabolismo do cálcio). Durante a extração da tireoide, a paratireoide também pode ser retirada ou sofrer algum grau de isquemia levando ao comprometimento do seu funcionamento (principalmente em cirurgias de maior sangramento). O hipoparatireoidismo pode ser transitório ou definitivo, sendo a apresentação transitória a mais comum, nos casos pós-trauma cirúrgico. Em casos de hipocalcemia grave , manifestados por tetania, convulsões ou alargamento do QT ao eletroicardiograma ou Cai < 0,8 mmol/L, o tratamento deve ser feito com a administração endovenosa de gluconato ou cloreto de cálcio. Em casos de menor gravidade, a terapia é instituída por via oral com administração de cálcio e vitamina D sintética 1α-hidroxilada.

LEITURA RECOMENDADA

Orloff LA, Wiseman SM, Bernet VJ, Fahey TJ 3rd, Shaha AR, Shindo ML, Snyder SK, Stack BC Jr, Sunwoo JB, Wang MB. American Thyroid Association Statement on Postoperative Hypoparathyroidism: Diagnosis, Prevention, and Management in Adults. Thyroid. 2018 Jul; 28(7):830-841. doi: 10.1089/thy.2017.0309. Epub 2018 Jun 29. PMID: 29848235.

CASO 102

Rafael Sigaud

Mulher, 38 anos, sem comorbidades conhecidas, relata que há 9 meses apresenta fraqueza progressiva e astenia, e que há 1 semana iniciou quadro de febre, náuseas e vômitos. Atendida na Unidade de Emergência com queda do estado geral, emagrecida desidratada, apresentando hiperpigmentação da pele e mucosas. PA 100/60 mmHg em posição supina, com queda para 80/43 mmHg em posição ortostática. Os exames laboratoriais demonstram: Leucócitos 6.520/mm^3; glicose 55 mg/dL; Na 117 mEq/L; K 7,2 mEq/L; Ca i 1,4 mmol/L. Qual é a sua suspeita diagnóstica e tratamento?

COMENTÁRIO CASO 102

A insuficiência adrenal é caracterizada por deficiência da glândula adrenal, afetando a produção de cortisol e aldosterona. A paciente descrita acima apresenta sinais clínicos que sugerem a deficiência de ambos hormônios (hiperpigmentação cutaneomucosa, hipotensão postural, hiponatremia, hiperpotassemia, hipoglicemia). Recomenda-se o tratamento com hidrocortisona venosa, administração de fluidos, além de dar sequência à investigação etiológica. A dose inicial de hidrocortisona recomendada em adultos é de 20 a 30 mg/dia divididos em 2 a 4 aplicações. Em situações de estresse ou crise adrenal, a dose recomendada é de 200 a 300 mg/dia. Como a hidrocortisona apresenta tanto atividade glicocorticoide quanto mineralocorticoide na dose preconizada para crise adrenal, não é necessária a administração de fludrocortisona associada, nesse cenário.

LEITURA RECOMENDADA

Husebye ES, Pearce SH, Krone NP, Kämpe O. Adrenal insufficiency. Lancet. 2021 Feb 13;397(10274):613-629. doi: 10.1016/S0140-6736(21)00136-7. Epub 2021 Jan 20. PMID: 33484633.

CASO 103

Rafael Sigaud

Homem, 67 anos, submetido a gastrectomia subtotal há 7 anos por adenocarcinona gástrico, apresenta astenia e dispnéia aos pequenos esforços. Ao exame físico, nota-se palidez cutaneomucosa e taquicardia. O hemograma demonstra: Hct 14%; Hgb 4,0 g/dL; VCM 117 fl; HCM 34 pg; CHCM 29%; RDW 21%; reticulócitos 2,8%; leucócitos 1.800/mm^3; plaquetas 90.000/mm^3. Presença de macroovalócitos e neutrófilos hipersegmentados. Qual a sua suspeita diagnóstica e conduta?

COMENTÁRIO CASO 103

Trata-se de quadro de anemia megaloblástica, que consiste em uma anemia macrocítica (em que o volume corpuscular médio encontra-se acima de 100 fl), caracterizada por glóbulos vermelhos imaturos e disfuncionantes (megaloblastos), e que habitualmente está associada à deficiência de vitamina B12 e ácido fólico. Toda a vitamina B12 encontrada no organismo é de origem extrínseca e é absorvida no estômago, portanto, é esperado o desenvolvimento de anemia megaloblástica, em indivíduos submetidos a gastrectomia total ou parcial, que não façam sua reposição adequada. No caso descrito, além da reposição de vitamina B12, faz-se necessária hemotransfusão, devido a necessidade de correção mais urgente da anemia grave. A dose preconizada para a reposição de vitamina B12 em pacientes sintomáticos é de 1000 mcg em dias alternados por 2 semanas, seguido de 1 vez ao mês (cianocobalamina) ou 1 vez a cada 2 meses (hidroxicobalamina).

LEITURA RECOMENDADA

Green R, Datta Mitra A. Megaloblastic Anemias: Nutritional and Other Causes. Med Clin North Am.2017 Mar;101(2):297-317. doi: 10.1016/j.mcna.2016.09.013. Epub 2016 Dec 14. PMID: 28189172.

CASO 104

Cecilia Vidal

Paciente masculino, 64 anos, hipertenso e dislipidêmico, foi levado à Emergência pela esposa por estar confuso, ansioso e repetindo perguntas há cerca de duas horas. O quadro começou imediatamente após relação sexual. Ao exame físico, o paciente encontrava-se orientado no tempo e espaço, sem déficit motor ou sensitivo e com funções cognitivas preservadas. Não entendia porque estava em um hospital e não conseguia se recordar das últimas horas em casa e de como havia chegado ali. Qual o diagnóstico provável? É necessário pedir exame complementar?

COMENTÁRIO CASO 104

Trata-se de um quadro de amnésia global transitória, cujo diagnóstico clínico é caracterizado por amnésia anterógrada (incapacidade de formar novas memórias) de início súbito geralmente após esforço físico, estresse emocional ou relação sexual. O paciente geralmente faz perguntas repetitivas e pode ou não apresentar amnésia retrógrada associada. Não há déficit neurológico focal e as outras funções cognitivas estão preservadas. O quadro é auto-limitado e tem duração de até 24 horas, podendo não haver recuperação da memória relativa ao período de duração do episódio. Não foi determinada uma única etiologia para essa condição. Alguns pacientes podem ter área de restrição à difusão em hipocampo (Figuras 104.1 e 104.2) o que contribui para a teoria de etiologia vascular do quadro. A ressonância magnética é importante para se excluir outros diagnósticos diferenciais importantes, visto que na maioria das vezes não haverá alteração no exame do paciente com amnésia global transitória.

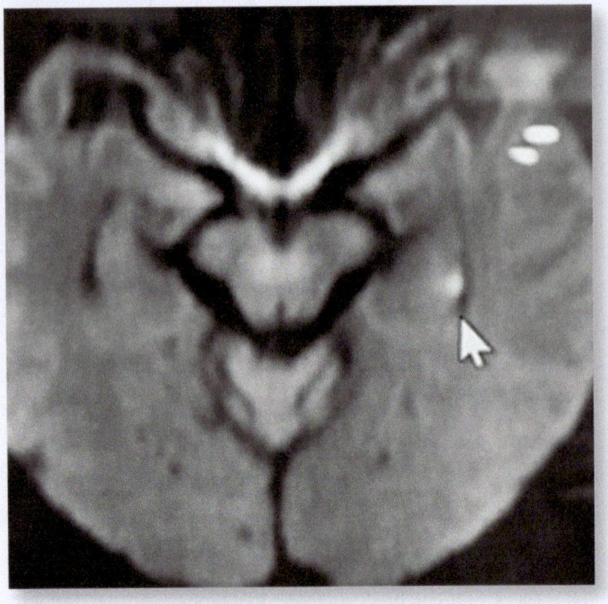

Figura 104.1. Foco de restrição à difusão em hipocampo esquerdo.

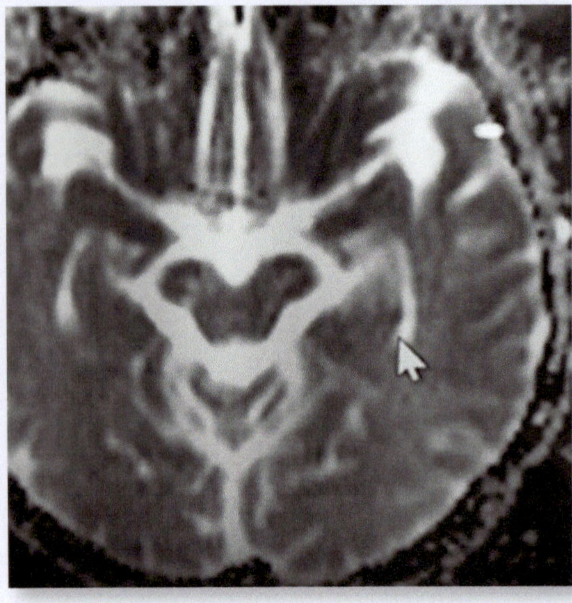

Figura 104.2. Imagem em ADC confirma foco de restrição observado na difusão. (Imagem cedida por Dr. Gustavo Honório.)

LEITURAS RECOMENDADAS

Arena JE, Rabinstein AA. Transient global amnesia. Mayo Clin Proc. 2015 Feb;90(2):264-72. doi: 10.1016/j.mayocp.2014.12.001. PMID: 25659242.

Bartsch T, Deuschl G. Transient global amnesia: functional anatomy and clinical implications.Lancet Neurol. 2010 Feb;9(2):205-14. doi: 10.1016/S1474-4422(09)70344-8. PMID: 20129169.

CASO 105

Cecilia Vidal

Paciente masculino, 69 anos, admitido na Emergência com relato de que 40 minutos antes havia parado de interagir com os familiares e não conseguia andar. Ao exame físico, obedecia alguns comandos, não verbalizava, apresentava desvio de comissura labial para a esquerda e hemiplegia direita. Foi encaminhado para tomografia e angiotomografia de crânio. Qual o diagnóstico provável? Qual a abordagem terapêutica?

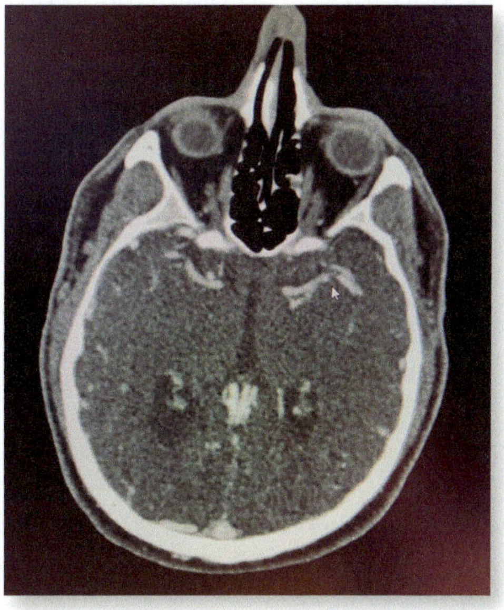

Figura 105.1.

COMENTÁRIO CASO 105

Trata-se de acidente vascular cerebral isquêmico com trombo ocluindo a artéria cerebral média esquerda. Considerando que os sintomas tiveram início há menos de quatro horas e meia, estaria indicado o tratamento com trombólise medicamentosa intravenosa com alteplase (rt-PA) associada a trombectomia mecânica, por haver oclusão de grande vaso da circulação anterior.

LEITURAS RECOMENDADAS

Rabinstein AA. Update on Treatment of Acute Ischemic Stroke. Continuum (Minneap Minn). 2020 Apr;26(2):268-286. doi: 10.1212/CON.0000000000000840. PMID: 32224752.

Martins SO, Mont'Alverne F, Rebello LC, Abud DG, Silva GS, et al. RESILIENT Investigators. Thrombectomy for Stroke in the Public Health Care System of Brazil. N Engl J Med. 2020 Jun 11;382(24):2316-2326. doi: 10.1056/NEJMoa2000120. PMID: 32521133.

CASO 106

Cecilia Vidal

Paciente feminina, 62 anos, sem comorbidades, foi admitida no hospital devido quadro de cefaléia de forte intensidade de início súbito, alexia (incapacidade para ler palavras) e anomia (incapacidade para nomear objetos), que durou aproximadamente dez minutos. No momento da avaliação, a paciente não apresenta déficit neurológico. Relata que há três dias encontra-se resfriada, apresentando congestão nasal e, por isso, tem feito uso regular de solução nasal com vasoconstritor (aproximadamente dois frascos ao dia). Qual a provável etiologia para o déficit neurológico relatado? Qual exame complementar pode auxiliar no diagnóstico?

COMENTÁRIO CASO 106

O caso se refere à sindrome da vasoconstrição cerebral reversível, que pode se manifestar com cefaléia, acidente vascular isquêmico, hemorragia subaracnóidea ou crise convulsiva. É caracterizada por cefaléia com ou sem outros sintomas neurológicos associados, provocada por vasoconstrição arterial devido a descontrole do tônus vascular. É possível visualizar os estreitamentos nas artérias em angiotomografia ou arteriografia, com aspecto em "contas de rosário", geralmente bilateral e difuso, tanto em circulação anterior quanto em circulação posterior. Exame de seguimento demonstra normalização das artérias em até 12 semanas. É uma condição subdiagnosticada e que pode ser precipitada por medicações vasoativas ou drogas ilicitas. Os exames complementares indicados são arteriografia, angiotomografia ou doppler transcraniano. Na ressonancia magnética de crânio pode estar presente hipersinal no flair de aspecto confluente e predomínio occipital.

LEITURAS RECOMENDADAS

Ducros A. Reversible cerebral vasoconstriction syndrome. Lancet Neurol. 2012 Oct;11(10):906-17.doi: 10.1016/S1474-4422(12)70135-7. PMID: 22995694.

Raroque HG Jr, Tesfa G, Purdy P. Postpartum cerebral angiopathy. Is there a role for sympathomimetic drugs? Stroke. 1993 Dec;24(12):2108-10. doi: 10.1161/01.str.24.12.2108. PMID:8248996.

Sheikh HU, Mathew PG. Reversible cerebral vasoconstriction syndrome: updates and new perspectives. Curr Pain Headache Rep. 2014 May;18(5):414. doi: 10.1007/s11916-014-0414-7.PMID: 24658747.

CASO 107

Cecilia Vidal

Paciente feminina, 25 anos, dá entrada na Emergência com relato de fraqueza progressiva nas pernas. O quadro teve início há aproximadamente 48 horas, quando tropeçou a caminho do trabalho. No momento, precisa de auxílio para se levantar da cadeira e de apoio para deambular. Não consegue sustentar os braços por mais de 10 segundos contra a gravidade, tem hipoestesia tátil e dolorosa até os joelhos e os reflexos estão abolidos em membros inferiores e hipoativos em membros superiores. Tem relato de diarreia há três semanas. Qual o diagnóstico mais provável? Qual exame complementar deve ser solicitado? Qual o tratamento?

COMENTÁRIO CASO 107

Trata-se de um quadro de paralisia flácida simétrica aguda ascendente e, portanto, a principal hipótese diagnóstica é a polineuropatia desmielinizante inflamatória aguda (AIDP) reconhecida pelo epônimo de síndrome de Guillain-Barré. Na maioria dos casos, é associada a história de infecção gastrointestinal recente, classicamente pelo Campilobacter jejuni. Arreflexia é um achado típico e quando associada a fraqueza ascendente progressiva, deve-se atentar ao risco de comprometimento diafragmático. O exame complementar a ser solicitado nesse caso é a punção lombar para análise do líquor, esperando-se uma dissociação albumino-citológica. O tratamento é feito com imunoglobulina intravenosa como primeira opção terapêutica, seguida por plasmaférese. Não há evidencias de melhora com o uso de corticóide.

LEITURA RECOMENDADA

Sheikh KA. Guillain-Barré Syndrome. Continuum (Minneap Minn). 2020 Oct;26(5):1184-1204. doi:10.1212/CON.0000000000000929. PMID: 33002998.

CASO 108

Cecilia Vidal

Paciente masculino, 20 anos, admitido após traumatismo cranioencefálico por queda da própria altura, apresentando cefaléia de forte intensidade, vômitos, confusão mental e rigidez de nuca. Foi submetido a tomografia de coluna cervical (sem alterações), e tomografia de crânio (Figura 108.1). Qual o Diagnóstico?

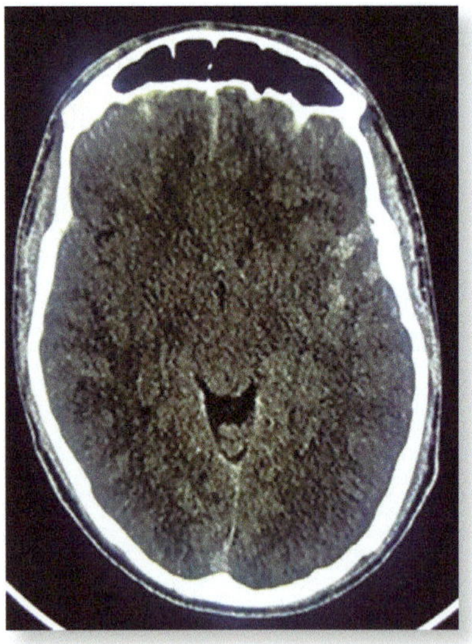

Figura 108.1.

COMENTÁRIO CASO 108

Na imagem é possível observar sangue em sulcos corticais frontais e em fissuras sylvianas bilateralmente (mais à esquerda). Trata-se, portanto, de quadro de hemorragia subaracnóidea (HSA) de etiologia traumática não aneurismática. A HSA é caracterizada por presença de sangue no espaço subaracnóideo (entre a aracnóide e a pia máter), onde habitualmente encontra-se líquor. Quando traumática, comumente são encontrados outros sinais de trauma associados, como fraturas ou hematoma epidural. O prognóstico é comparativamente melhor na HSA traumática do que na aneurismática.

LEITURA RECOMENDADA

Quigley MR, Chew BG, Swartz CE, Wilberger JE. The clinical significance of isolated traumaticsubarachnoid hemorrhage. J Trauma Acute Care Surg. 2013 Feb;74(2):581-4. doi: 10.1097/TA.0b013e31827d6088. PMID: 23354254.

CASO 109

Cecilia Vidal

Paciente feminina, 27 anos, sem comorbidades, em uso de anticoncepcional oral combinado, relata cefaleia unilateral, pulsátil, com náuseas e vômitos. Diz que a dor começou há duas horas e foi precedida por flashes luminosos, que duraram cerca de cinco minutos. Descreve episódios similares desde a adolescência. Qual o diagnóstico mais provável? É necessário solicitar exame complementar?

COMENTÁRIO CASO 109

O pré-requisito para o diagnóstico de enxaqueca é ter pelo menos cinco episódios que tenham duração de 4 h a 72 h, e pelo menos duas das seguintes características: localização unilateral, pulsátil, dor moderada a grave, dor agravada por atividade física. Devem ainda estar associadas a pelo menos um dos seguintes sintomas: náuseas, vômitos, fotofobia e fonofobia. A aura da enxaqueca é um sintoma neurológico (visual, sensitivo, motor, na fala, ou de tronco cerebral – vertigem, disartria, zumbido, diplopia, hipoacusia, ataxia) que habitualmente precede a crise, mas pode ocorrer simultaneamente e tem duração de 5 a 60 minutos. Há necessidade de complementação com exame de imagem e deve ser avaliada em cada caso, especialmente após o primeiro episódio.

LEITURAS RECOMENDADAS

Chou DE. Secondary Headache Syndromes. Continuum (Minneap Minn). 2018 Aug;24(4, Headache):1179-1191. doi: 10.1212/CON.0000000000000640. PMID: 30074555.

CASO 110

Cecilia Vidal

Paciente masculino, 78 anos, portador de hipertensão arterial sistêmica e diabetes mellitus, deu entrada no hospital por confusão mental, letargia, febre (38,5°C) e afasia motora com 48h de evolução progressiva. Exames laboratoriais com leucocitose (16.500 mm^3) e aumento de PCR (8 mg/dL).Exame de urina e tomografias de crânio, tórax e abdome sem alterações. Qual o provável diagnóstico? Qual agente etiológico mais relacionado a esse achado? Quais alterações na ressonância magnética são sugestivos dessa etiologia?

COMENTÁRIO CASO 110

Provavelmente trata-se de uma encefalite viral. O principal agente etiológico de encefalite é o herpes vírus tipo 1. É impreterível o início de antiviral empírico no caso clínico descrito pois o atraso no início do aciclovir é o principal fator modificável de mau prognóstico. Tipicamente há o acometimento assimétrico de lobo temporal. A ressonância magnética de crânio demonstra hipersinal em T2 com edema de estruturas límbicas, insulares e temporais, associado à restrição à difusão em DWI. É necessária a punção lombar com PCR para HSV-1 e 2 para confirmar o diagnóstico. O padrão inflamatório do líquor consiste em pleocitose linfocítica, proteína aumentada e glicose baixa.

LEITURAS RECOMENDADAS

Rabinstein AA. Herpes Virus Encephalitis in Adults: Current Knowledge and Old Myths. Neurol Clin.2017 Nov;35(4):695-705. doi: 10.1016/j.ncl.2017.06.006. Epub 2017 Aug 10. PMID: 28962808.

Vekatensan, A. Encephalitis and brain abscess. Continuum (Minneap Minn). 2021;27(4,NEUROINFECTIOUS DISEASE):855–886.

CASO 111

Cecilia Vidal

Paciente masculino, 65 anos, apresenta subitamente dificuldade para a deambulação, com marcha instável e quedas. Quando interrogado, relata perda de controle de esfíncter vesical com incontinência urinária. Há duas semanas, apresentou quadro viral, com sintomas já resolvidos. Ao exame físico, os reflexos eram exaltados em membros inferiores, com clonus e reflexo cutaneoplantar em extensão bilateral do hálux (Sinal de Babinski). Qual o diagnóstico provável? Quais exames complementares devem ser solicitados?

COMENTÁRIO CASO 111

O diagnóstico provável é mielopatia. Deve-se suspeitar de lesão medular devido à presença de sintomas sensitivos e/ou motores bilaterais, principalmente quando houver alteração esfincteriana associada. No exame físico do caso descrito, a presença de hiperreflexia, clônus, o sinal de Babinski e a incontinência urinária falam a favor de lesão medular. A investigação diagnóstica deve começar por ressonância magnética e punção lombar com análise do líquor. O exame de imagem é fundamental para avaliar a lesão e para afastar possíveis etiologias estruturais que provoquem compressão medular (espondiloartrose, trauma, metastática, etc). A ressonância magnética é altamente específica para a demonstração da lesão e para sugerir a etiologia a partir da extensão da mielite e do seu padrão de distribuição. O exame do líquor confirma a inflamação e auxilia na investigação etiológica do quadro (infecciosa, inflamatória e autoimune).

LEITURAS RECOMENDADAS

Hardy TA. Spinal Cord Anatomy and Localization. Continuum (Minneap Minn). 2021 Feb 1;27(1):12-29. doi: 10.1212/CON.0000000000000899. Erratum in: Continuum (Minneap Minn). 2021 Jun 1;27(3):800. PMID: 33522735.

Lopez Chiriboga S, Flanagan EP. Myelitis and Other Autoimmune Myelopathies. Continuum(Minneap Minn). 2021 Feb 1;27(1):62-92. doi: 10.1212/CON.0000000000000900. PMID: 33522737.

CASO 112

Cecilia Vidal

Paciente masculino, 74 anos, portador de hipertensão arterial sistêmica, dislipidemia, diabetes e doença arterial coronariana, apresenta história de diplopia binocular horizontal de início súbito há dois dias. Nega cefaleia ou dor à movimentação ocular. Pupilas simétricas e fotorreagentes. Não há ptose palpebral. Há abdução incompleta do olho direito, compatível com paralisia de músculo reto lateral direito. Relata que ao cobrir um dos olhos a diplopia desaparece. Qual o nervo craniano acometido? Qual o diagnóstico etiológico mais provável?

COMENTÁRIO CASO 112

O diagnóstico mais provável é paralisia do sexto nervo craniano (abducente) por mononeuropatia isquêmica. A diplopia binocular, que se resolve quando um dos olhos está fechado, ocorre por desalinhamento dos músculos oculares em um alvo. Possui etiologia variada, mas a causa mais comum é a paralisia dos pares cranianos que inervam os músculos extraoculares, e entre eles, o nervo abducente é o mais acometido. Já a diplopia monocular, que persiste em um olho mesmo com o outro coberto, resulta de alterações oculares intrínsecas. Considerando-se os fatores de risco cardiovasculares, a principal hipótese diagnóstica é de mononeuropatia isquêmica por lesão microvascular. No entanto, está indicada a complementação da investigação com tomografia e angiotomografia arterial, a fim de excluir lesão expansiva ou aneurisma.

LEITURAS RECOMENDADAS

Glisson CC. Approach to Diplopia. Continuum (Minneap Minn). 2019 Oct;25(5):1362-1375. doi: 10.1212/CON.0000000000000786. Erratum in: Continuum (Minneap Minn). 2020 Feb;26(1):240.PMID: 31584541.

Elder C, Hainline C, Galetta SL, Balcer LJ, Rucker JC. Isolated Abducens Nerve Palsy: Update on Evaluation and Diagnosis. Curr Neurol Neurosci Rep. 2016 Aug;16(8):69. doi: 10.1007/s11910-016-0671-4. PMID: 27306521.

CASO 113

Cecilia Vidal

Paciente masculino, 52 anos, hipertenso, é admitido com hemiparesia direita e mutismo. A esposa relata que o marido foi dormir assintomático 13 horas antes da admissão hospitalar e foi encontrado com déficit pela manhã. Ao exame físico, apresenta desvio do olhar conjugado, paralisia facial à direita, hemiplegia braquiocrural à direita e afasia grave. Foi submetido a tomografia e angiotomografia de crânio (Figura 113.1). Qual o diagnóstico? Qual o tratamento indicado nesse caso?

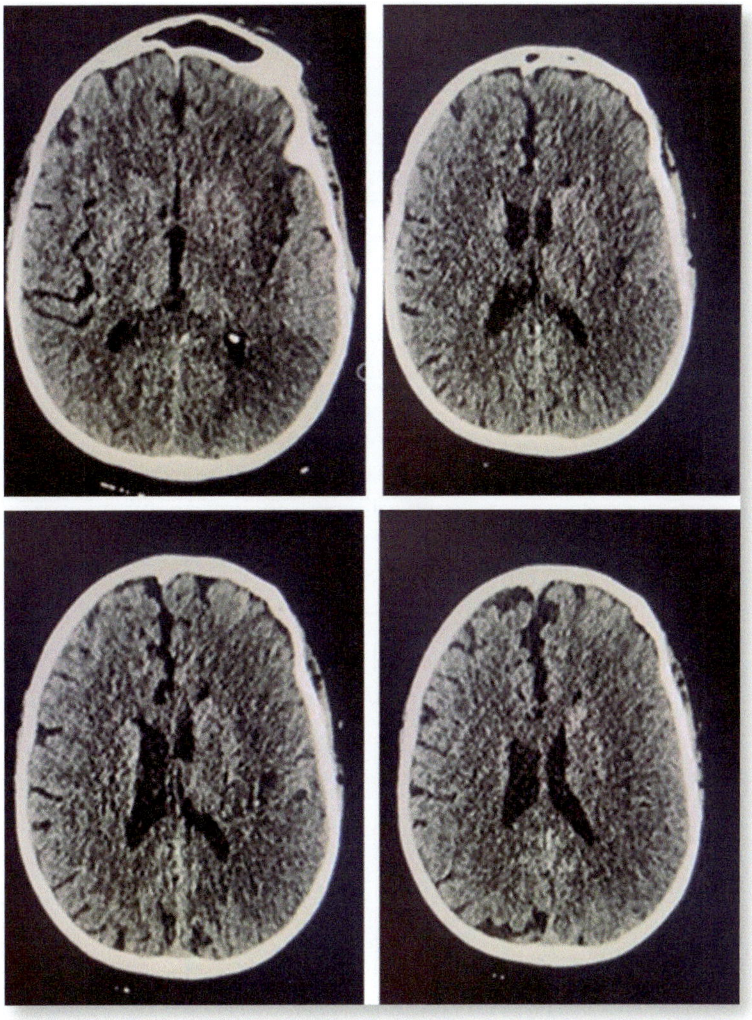

Figura 113.1.

COMENTÁRIO CASO 113

*Trata-se de um quadro de acidente vascular cerebral isquêmico detectado ao acordar (*wake-up stroke*) e, portanto, com tempo de início dos sintomas indefinido. A tomografia de crânio evidencia isquemia extensa com pontuação de 5 pela escala de ASPECTS (*Alberta Stroke Program Early CT Score*). Essa escala de pontuação é utilizada para quantificar a extensão da isquemia e a partir desse dado indicar ou não a trombólise intravenosa com alteplase (rt-PA). Varia de 0 a 10 e quanto maior a sua pontuação, menor a extensão da lesão isquêmica, sendo o escore 10 correspondente à ausência de lesão. A janela de tempo preconizada entre o início dos sintomas e a trombólise intravenosa é de 4,5 horas. O paciente em questão apresenta ASPECTS baixo (< 7), além de tempo de sintomas indefinido, o que contra-indica o tratamento com trombólise intravenosa.*

LEITURAS RECOMENDADAS

Pexman JH, Barber PA, Hill MD, Sevick RJ, Demchuk AM, Hudon ME, Hu WY, Buchan AM. Use of the Alberta Stroke Program Early CT Score (ASPECTS) for assessing CT scans in patients with acutestroke. AJNR Am J Neuroradiol. 2001 Sep;22(8):1534-42. PMID: 11559501; PMCID: PMC7974585.

Rabinstein AA. Update on Treatment of Acute Ischemic Stroke. Continuum (Minneap Minn). 2020Apr;26(2):268-286. doi: 10.1212/CON.0000000000000840. PMID: 32224752.

CASO 114

Cecilia Vidal

Paciente masculino, 19 anos, encontrado por familiares agitado, desorientado e com vômitos incoercíveis. Na admissão hospitalar o paciente estava com nível de consciência rebaixado com 10 pontos na escala decoma de Glasgow (AO2 RV3 RM5) e anisocoria. Foi submetido a tomografia de crânio e angiotomografia (imagens abaixo). Qual o diagnóstico e sua provável etiologia?

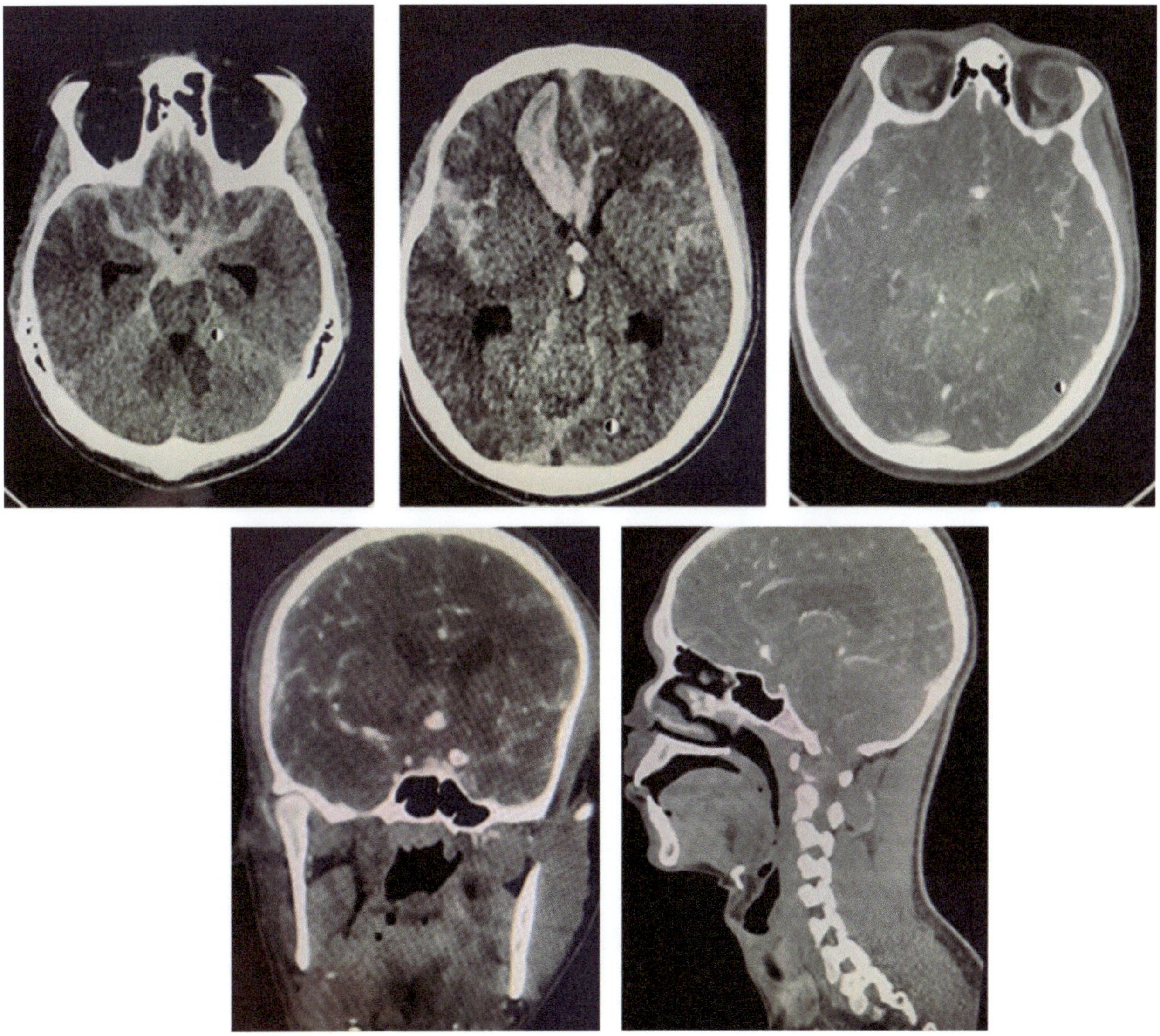

Figura 114.1.

COMENTÁRIO CASO 114

Trata-se de hemorragia subaracnóidea (HSA) por ruptura de aneurisma em artéria comunicante anterior. A tomografia de crânio sem contraste é o exame mais sensível para o diagnóstico de HSA e o sangramento é quantificado pela escala de Fisher. Em casos com tomografia normal mas forte suspeição clínica, pode-se realizar punção lombar para avaliar a presença de xantocromia (líquor amarelado), que indica o aumento do número de hemácias e sua degradação. A escala de Hunt-Hess é utilizada para correlacionar clínica com prognóstico nos pacientes com HSA, avaliando-se nível de consciência, cefaleia, náuseas, vômitos, rigidez de nuca, déficit focal e crise convulsiva. 1/4 dos pacientes com HSA aneurismática evoluem para óbito. O tratamento é feito por arteriografia em caráter de urgência com colocação de mola endovascular ou por clipagem. As possíveis complicações da HSA incluem hidrocefalia comunicante aguda e vasoespasmo, principalmente nos primeiros 14 dias, que pode evoluir para isquemia secundária ao vasoespasmo.

LEITURA RECOMENDADA

Connolly ES Jr, Rabinstein AA, Carhuapoma JR, Derdeyn CP, Dion J, Higashida RT, Hoh BL, Kirkness CJ, Naidech AM, Ogilvy CS, Patel AB, Thompson BG, Vespa P; American Heart Association Stroke Council; Council on Cardiovascular Radiology and Intervention; Council on Cardiovascular Nursing; Council on Cardiovascular Surgery and Anesthesia; Council on Clinical Cardiology. Guidelines for the management of aneurysmal subarachnoid hemorrhage: a guideline for healthcare professionals from the American Heart Association/american Stroke Association. Stroke. 2012 Jun;43(6):1711-37. doi: 10.1161/STR.0b013e3182587839. Epub 2012 May 3. PMID: 22556195.

CASO 115

Roberta Schneider

Paciente masculino, 56 anos, hipertenso, tabagista, procura a emergência apresentando dor torácica opressiva, irradiada para membro superior esquerdo, com duração de 10 minutos, iniciada no meio da noite. O ECG evidenciou supradesnivelo do segmento ST nas derivações D2, D3 e AvF com resolução espontânea após uso de nitrato sublingual. Realizada coronariografia que demonstrou ausência de lesão ateroesclerótica e presença de espasmo coronariano. Qual o diagnóstico provável do caso?

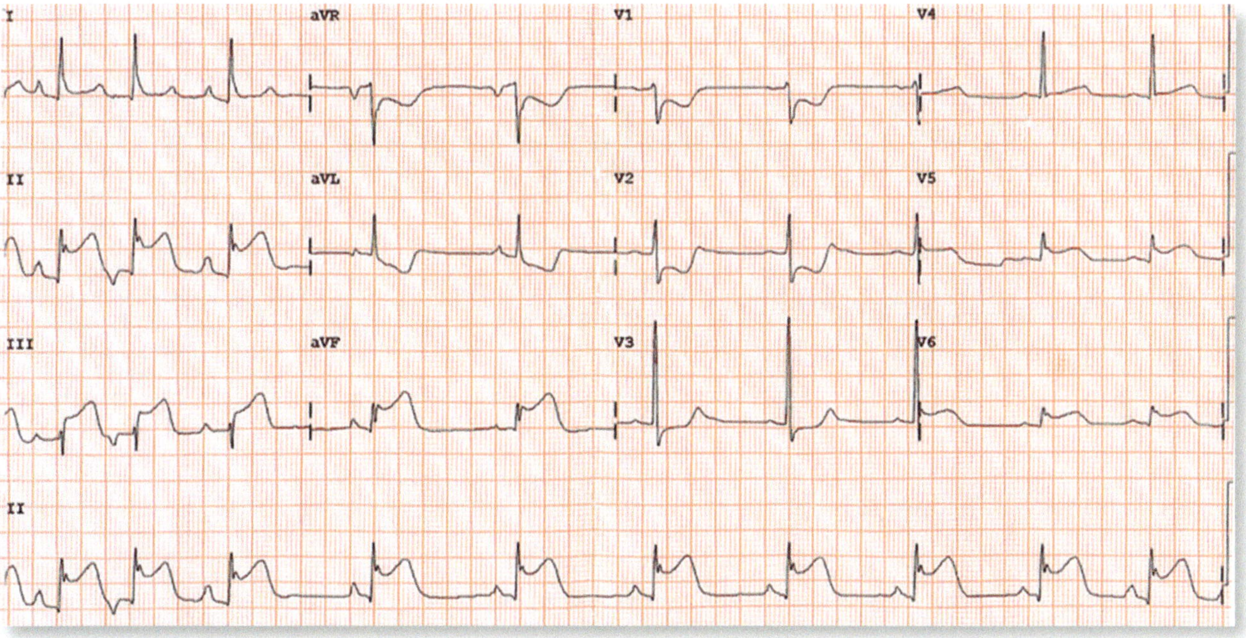

Figura 115.1.

COMENTÁRIO CASO 115

Trata-se de um paciente com angina de Prinzmetal ou angina vasoespástica, caracterizada por crises intermitentes de dor torácica, em repouso, mais comuns na madrugada. Esta forma de angina é mais frequente em homens e tabagistas, sendo que o tratamento medicamentoso é com base em bloqueadorores de canal de cálcio ou nitratos de longa duração.

LEITURAS RECOMENDADAS

Masumoto A, Mohri M, Shimokawa H, Urakami L, Usui M, Takeshita A. Suppression of coronary artery spasm by the Rho-kinase inhibitor fasudil in patients with vasospastic angina. Circulation. 2002 Apr 2;105(13):1545-7. doi: 10.1161/hc1002.105938. PMID: 11927519.

Stern S, Bayes de Luna A. Coronary artery spasm: a 2009 update. Circulation. 2009 May 12;119(18):2531-4. doi: 10.1161/CIRCULATIONAHA.108.843474. PMID: 19433770.

Sun H, Mohri M, Shimokawa H, Usui M, Urakami L, Takeshita A. Coronary microvascular spasm causes myocardial ischemia in patients with vasospastic angina. J Am Coll Cardiol. 2002 Mar 6;39(5):847-51. doi: 10.1016/s0735-1097(02)01690-x. PMID: 11869851.

CASO 116

Roberta Schneider

Paciente feminina, 74 anos, diabética, hipertensa e dislipidêmica, com passado de IAM anterior com implante de *stent* em artéria descendente anterior há 1 mês, apresentou quadro súbito de dor torácica opressiva, associada à náuseas, vômitos e sensação de lipotímia. ECG de admissão evidenciava supradesnivelo do segmento ST em parede anterior extensa. Paciente encaminhado à coronariografia. Qual o diagnóstico mais provável?

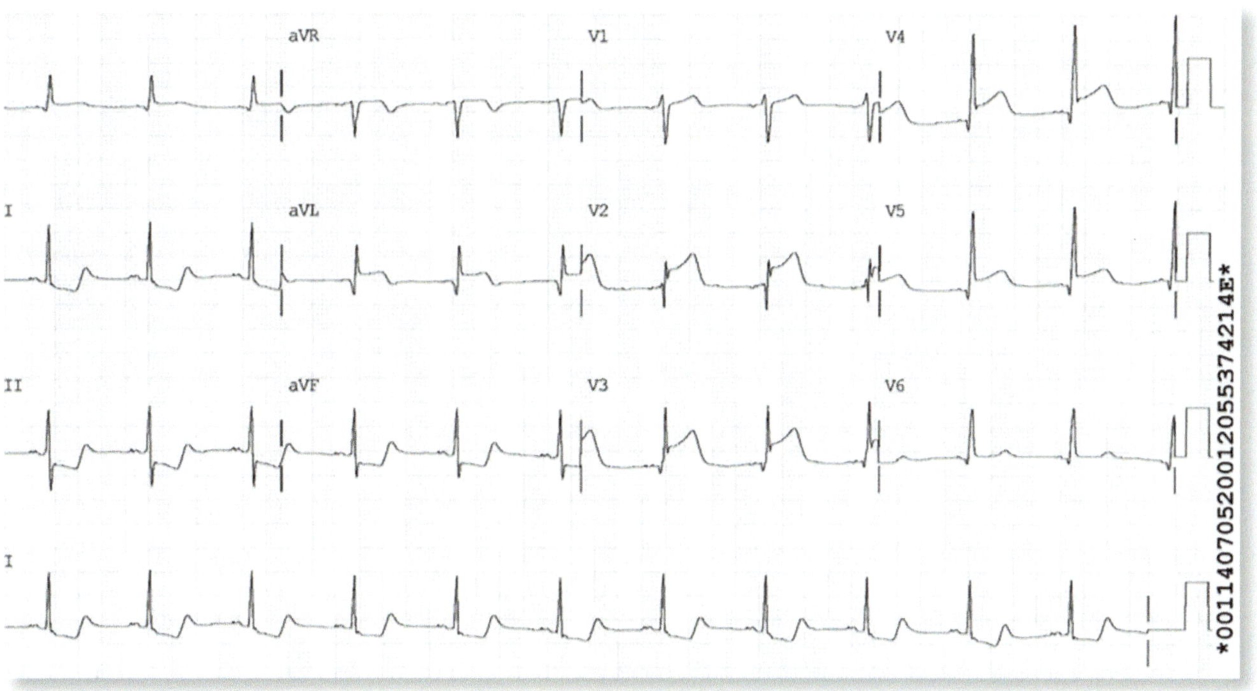

Figura 116.1.

COMENTÁRIO CASO 116

O diagnóstico é trombose de stent *que pode ser classificada como aguda (< 24 h), subaguda (até 30 dias), tardia (até 1 ano) e muito tardia (após 1 ano). Neste caso, trata-se de trombose subaguda de* stent, *mais comum em indivíduos diabéticos ou em pacientes que interrompem o uso dos antiplaquetários.*

LEITURAS RECOMENDADAS

Iakovou I, Schmidt T, Bonizzoni E, Ge L, Sangiorgi GM, Stankovic G, Airoldi F, Chieffo A, Montorfano M, Carlino M, Michev I, Corvaja N, Briguori C, Gerckens U, Grube E, Colombo A. Incidence, predictors, and outcome of thrombosis after successful implantation of drug-eluting stents. JAMA. 2005 May 4;293(17):2126-30. doi: 10.1001/jama.293.17.2126. PMID: 15870416.

Mishkel GJ, Moore AL, Markwell S, Shelton MC, Shelton ME. Long-term outcomes after management of restenosis or thrombosis of drug-eluting stents. J Am Coll Cardiol. 2007 Jan 16;49(2):181-4. doi: 10.1016/j.jacc.2006.08.049. Epub 2006 Dec 29. PMID: 17222728.

CASO 117

Roberta Schneider

Paciente masculino, 49 anos, tabagista e obeso, faz quadro agudo de síncope. Ao despertar, relata precordialgia muito intensa, que motivou visita à emergência. Na admissão, o ECG identificou supradesnivelo de segmento ST nas derivações D2, D3 e AvF. Foi encaminhado à coronariografia, que evidenciou lesão obstrutiva em terço proximal de artéria coronária direita, sendo realizada então a angioplastia transluminal do vaso em questão. Qual o fenômeno que ocasionou a síncope do paciente?

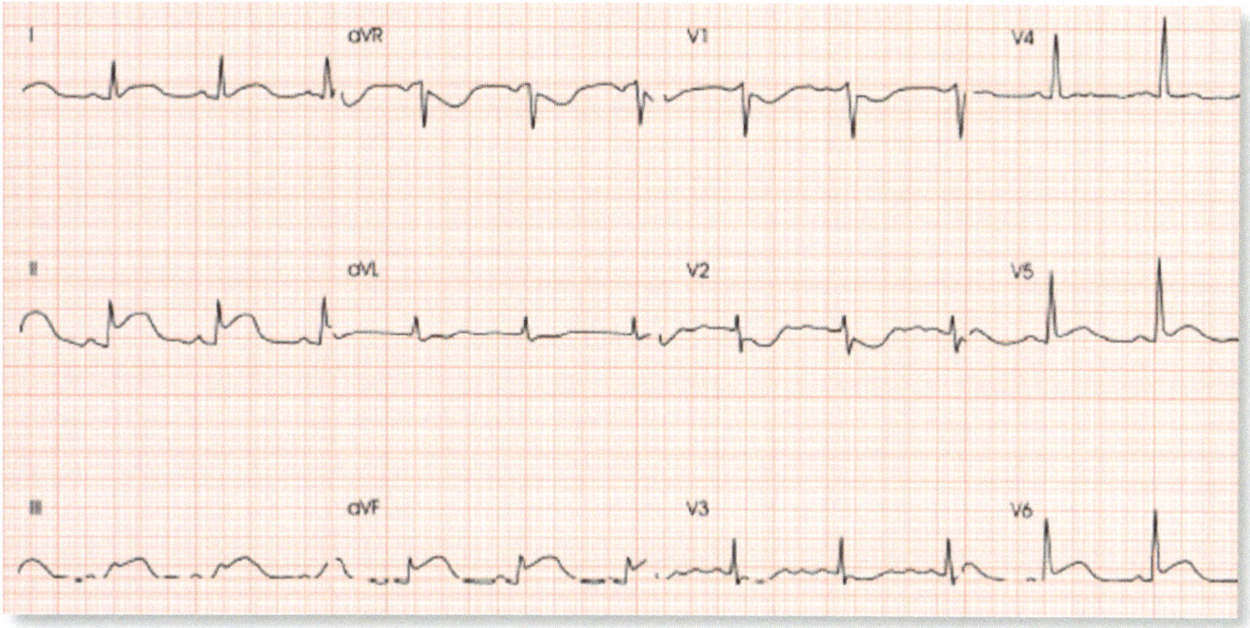

Figura 117.1.

COMENTÁRIO CASO 117

A causa mais comum de síncope associada a infarto agudo do miocárdio de parede inferior é o aumento do tônus vagal, fenômeno chamado de reflexo de Bezold Jarisch.

LEITURAS RECOMENDADAS

Aviado DM, Guevara Aviado D. The Bezold-Jarisch reflex. A historical perspective of cardiopulmonary reflexes. Ann N Y Acad Sci. 2001 Jun; 940:48-58. PMID: 11458703.

Mark AL. The Bezold-Jarisch reflex revisited: clinical implications of inhibitory reflexes originating in the heart. J Am Coll Cardiol. 1983 Jan; 1(1):90-102. doi: 10.1016/s0735-1097(83)80014-x. PMID: 6826948.

CASO 118

Roberta Schneider

Paciente masculino, 66 anos, portador de diabetes mellitus e dislipidemia, relata quadro de dor torácica opressiva ao subir as escadas e ao correr. Nega dor em repouso ou para realizar atividades simples ou caminhar no plano. A dor alivia com interrupção do esforço. Qual o provável diagnóstico e tratamento propostos?

COMENTÁRIO CASO 118

O diagnóstico é de angina estável CCS 1 e o tratamento inicial é clínico, com início de ácido acetilsalicílico, estatinas e controle de duplo produto (estimativa de consumo de oxigênio pelo miocárdio, obtido pela multiplicação da frequência cardíaca pela pressão arterial sistólica) obtida com o uso de β-bloqueadores e inibidores da enzima conversora da angiotensina.

LEITURAS RECOMENDADAS

Ford TJ, Corcoran D, Berry C. Stable coronary syndromes: pathophysiology, diagnostic advances and therapeutic need. Heart. 2018 Feb;104(4):284-292. doi: 10.1136/heartjnl-2017-311446. Epub 2017 Oct 13. PMID: 29030424; PMCID: PMC5861393.

Fihn SD, Blankenship JC, Alexander KP, Bittl JA, Byrne JG, et al, Naidu SS, Ohman EM, Smith PK. 2014 ACC/AHA/AATS/PCNA/SCAI/STS focused update of the guideline for the diagnosis and management of patients with stable ischemic heart disease: a report of the American College of Cardiology/American Heart Association Task Force on Practice Guidelines, and the American Association for Thoracic Surgery, Preventive Cardiovascular Nurses Association, Society for Cardiovascular Angiography and Interventions, and Society of Thoracic Surgeons. J Am Coll Cardiol. 2014 Nov 4;64(18):1929-49. doi: 10.1016/j.jacc.2014.07.017. Epub 2014 Jul 28. PMID: 25077860.

Maron DJ, Hochman JS, Reynolds HR, Bangalore S, O'Brien SM, Boden WE, et al. ISCHEMIA Research Group. Initial Invasive or Conservative Strategy for Stable Coronary Disease. N Engl J Med. 2020 Apr 9; 382(15):1395-1407. doi: 10.1056/NEJMoa1915922. Epub 2020 Mar 30. PMID: 32227755; PMCID: PMC7263833.

CASO 119

Roberta Schneider

Paciente feminina, 89 anos, portadora de doença coronariana multivascular em tratamento clínico, foi admitida na unidade de emergência por quadro de dor torácica e epigástrica. ECG de admissão revela infradesnivelo do segmento ST nas derivações D1 e avL. Exames laboratoriais evidenciaram uma hemoglobina de 6,5 g/dL e troponina positiva. Qual é o provável diagnóstico do caso e conduta?

COMENTÁRIO CASO 119

Trata-se de infarto agudo do miocárdio muito provavelmente secundário à anemia grave, em paciente sabidamente coronariopata. A conduta inicial consiste em realizar hemotransfusão e investigação da anemia. O tratamento do IAM deve ser personalizado considerando os riscos e benefícios de um procedimento invasivo, sempre priorizando o equilíbrio entre oferta e consumo de oxigênio pelo miocárdio.

LEITURAS RECOMENDADAS

Amsterdam EA, Wenger NK, Brindis RG, Casey DE Jr, Ganiats TG, Holmes DR Jr, et al. 2014 AHA/ACC Guideline for the Management of Patients with Non-ST-Elevation Acute Coronary Syndromes: a report of the American College of Cardiology/American Heart Association Task Force on Practice Guidelines. J Am Coll Cardiol. 2014 Dec 23;64(24):e139-e228. doi: 10.1016/j.jacc.2014.09.017. Epub 2014 Sep 23. Erratum in: J Am Coll Cardiol. 2014 Dec 23;64(24):2713-4. Dosage error in article text. PMID: 25260718. Armstrong PW, Fu Y, Chang WC, et al. Síndromes coronárias agudas no estudo GUSTO-IIb: percepções prognósticas e impacto da isquemia recorrente. Os investigadores GUSTO-IIb. Circulation 1998; 98: 1860.

Collinson PO. Type 2 myocardial infarction. Heart. 2015 Jan;101(2):89-90. doi: 10.1136/heartjnl-2014-306865. Epub 2014 Nov 14. PMID: 25398839.

Dauerman HL, Bhatt DL. Art and Science in Registry Studies of Anemia and Myocardial Infarction. Circ Cardiovasc Interv. 2018 Dec;11(12):e007571. doi: 10.1161/Circinterventions.118.007571. PMID: 30562087.

CASO 120

Roberta Schneider

Paciente masculino, 69 anos, portador de hipertensão arterial e obesidade, com passado de cirurgia de revascularização miocárdica, iniciou quadro de dor torácica opressiva aos médios esforços, que aliviava com repouso. Apesar de otimização das medicações, houve progressão da dor para mínimos esforços dentro de 15 dias. Foi optado por realizar coronariografia, que evidenciou lesão grave em anastomose mamária interna esquerda para descendente anterior, que foi tratada com *stent* farmacológico. Qual o motivo da estratificação do paciente de forma invasiva e qual o tratamento do caso?

COMENTÁRIO CASO 120

Trata-se de quadro de angina em crescendo, que é uma forma de angina instável em paciente de alto risco clínico para doença coronariana, devendo assim ser estratificada de forma invasiva com coronariografia e tratada com anticoagulação plena, dupla antiagregação plaquetária, estatina e se possível, beta-bloqueador e inibidor da enzima conversora da angiotensina.

LEITURA RECOMENDADA

Braunwald E, Morrow DA. Unstable angina: is it time for a requiem? Circulation. 2013 Jun 18; 127(24):2452-7. doi: 10.1161/CIRCULATIONAHA.113.001258. PMID: 23775194.

CASO 121

Roberta Schneider

Paciente feminina, 71 anos, portadora de dislipidemia e diabetes mellitus, iniciou quadro de dor torácica aos esforços moderados, sem melhora em tratamento clínico. Foi solicitada uma cintilografia miocárdica, que evidenciou padrão de isquemia em paredes inferior e lateral. Coronariografia não evidenciou lesões coronarianas significativas, tendo apenas irregularidades parietais e lesões inferiores a 50%. Qual o diagnóstico do caso e tratamento?

COMENTÁRIO CASO 121

Trata-se de quadro de angina microvasular ou síndrome X, encontrada mais frequentemente em diabéticos e tabagistas. A fisiopatologia seria a incapacidade das arteríolas intramiocárdicas de dilatarem em resposta a maior demanda, causando isquemia. A disfunção endotelial parece ser a causa principal desta síndrome e está associada a maior risco de IAM e maior mortalidade.

LEITURA RECOMENDADA

Kaski JC, Aldama G, Cosín-Sales J. Cardiac syndrome X. Diagnosis, pathogenesis and management. Am J Cardiovasc Drugs. 2004; 4(3):179-94. doi: 10.2165/00129784-200404030-00005. PMID: 15134470.

CASO 122

Roberta Schneider

Paciente feminina, 59 anos, portadora de obesidade, dislipidemia não tratada e hipertensão arterial, é atendida no ambulatório com relato de dor torácica em aperto, associada a cansaço importante, que teve início há 1 ano, inicialmente associada aos grandes esforços e que passou a acontecer aos mínimos esforços, como para tomar banho ou pentear os cabelos. Foi iniciado tratamento medicamentoso pleno com dois antiplaquetários, estatina, β-bloqueador e inibidor da enzima conversora da angiotensina e paciente foi internado em unidade coronariana para realização de coronariografia. Qual o diagnóstico provàvel do paciente?

COMENTÁRIO CASO 122

Trata-se de quadro de angina estável CCS4, geralmente relacionada a lesões gravemente obstrutivas na coronariografia. Sendo assim, apesar das medicações, o paciente tem indicação de realizar estratificação invasiva para investigação e provável tratamento percutâneo ou cirúrgico da doença coronariana.

LEITURAS RECOMENDADAS

Cagle SD Jr, Cooperstein N. Coronary Artery Disease: Diagnosis and Management. Prim Care. 2018 Mar;45(1):45-61. doi: 10.1016/j.pop.2017.10.001. PMID: 29406944.

Kandaswamy E, Zuo L. Recent Advances in Treatment of Coronary Artery Disease: Role of Science and Technology. Int J Mol Sci. 2018 Jan 31;19(2):424. doi: 10.3390/ijms19020424. PMID: 29385089; PMCID: PMC5855646.

CASO 123

Roberta Schneider

Paciente masculino, 82 anos, portador de hipertensão arterial sem tratamento, tabagista e com história familiar para doença coronariana. Procura atendimento em emergência por dor torácica em aperto, irradiada para membro superior esquerdo e mandíbula. Eletrocardiograma evidenciou alterações inespecíficas de repolarização ventricular. Realizada curva de troponina que foi positiva. O paciente foi encaminhado para o laboratório de hemodinâmica 12 horas após para realização de coronariografia que evidenciou lesão de 90% de artéria coronária circunflexa. Qual seria o diagnóstico e tratamento?

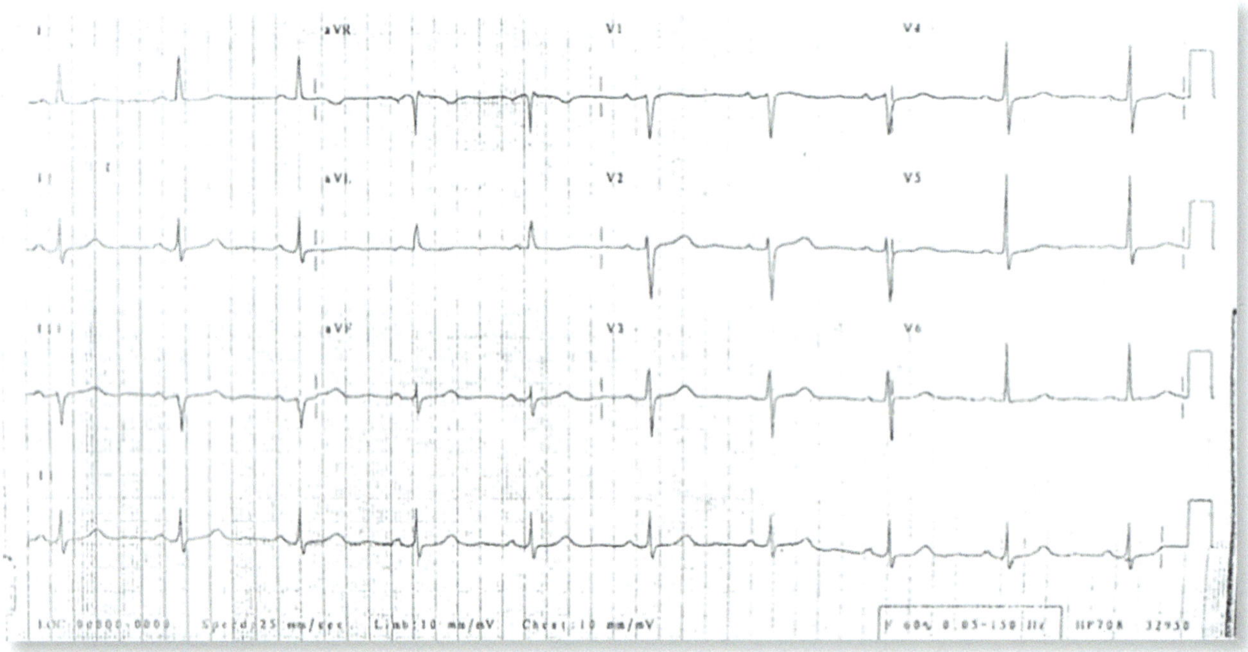

Figura 123.1.

COMENTÁRIO CASO 123

Trata-se de quadro de infarto agudo do miocárdio sem supra de ST, com indicação de coronariografia para avaliação do vaso culpado pelo IAM. O paciente deve ser anticoagulado com enoxaparina e devem ser iniciados na admissão dois antiplaquetários, estatina e se possível, β-bloqueador e inibidor da enzima conversora da angiotensina, drogas que reduzem a mortalidade do IAM. O vaso culpado deve ser tratado com angioplastia e o paciente permanecer utilizando dois antiplaquetários por um tempo médio de 1 ano.

LEITURA RECOMENDADA

Amsterdam EA, Wenger NK, Brindis RG, Casey DE Jr, Ganiats TG, et al. 2014 AHA/ACC Guideline for the Management of Patients with Non-ST-Elevation Acute Coronary Syndromes: a report of the American College of Cardiology/American Heart Association Task Force on Practice Guidelines. J Am Coll Cardiol. 2014 Dec 23;64(24):e139-e228. doi: 10.1016/j.jacc.2014.09.017. Epub 2014 Sep 23. Erratum in: J Am Coll Cardiol. 2014 Dec 23;64(24):2713-4.

CASO 124

Roberta Schneider

Paciente feminina, 32 anos, doze dias após de parto cesáreo, apresentou quadro de dor torácica retroesternal, opressiva, sem irradiação, de início súbito em repouso. A paciente procurou emergência cardiológica e o eletrocardiograma evidenciou infradesnivelo do segmento ST de V1-V5. Qual o diagnóstico mais provável neste caso?

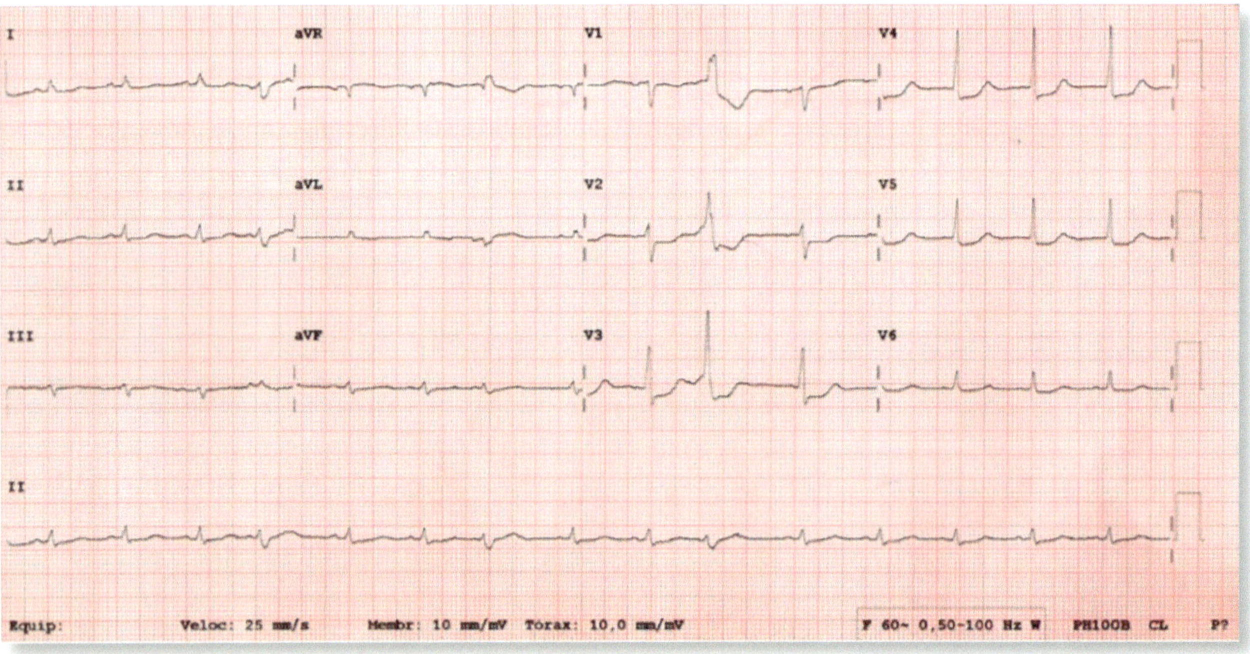

Figura 124.1.

COMENTÁRIO CASO 124

O diagnóstico a ser fortemente considerado é dissecção espontânea de artéria descendente anterior, causa rara de IAM, mais comum em mulheres jovens, em período periparto. Em média, 60% dos casos se apresenta como síndrome com supraST e os outros 40% como síndrome sem supraST.

LEITURAS RECOMENDADAS

Havakuk O, Goland S, Mehra A, Elkayam U. Pregnancy and the Risk of Spontaneous Coronary Artery Dissection: An Analysis of 120 Contemporary Cases. Circ Cardiovasc Interv. 2017 Mar; 10(3):e004941. doi: 10.1161/CIRCINTERVENTIONS.117.004941. PMID: 28302642.

Buscaglia A, Travaglio N, Tini G, Bezante G, Balbi M, Brunelli C. Urgent Cesarean Delivery Following a Spontaneous Coronary Artery Dissection. Am J Case Rep. 2018 Aug 15; 19:956-961. doi: 10.12659/AJCR.909821. PMID: 30108198; PMCID: PMC6106692.

CASO 125

Julia Maia

Paciente feminino, 43 anos, hipertensa em uso de 3 classes de medicação anti-hipertensiva em doses máximas com clortalidona 25 mg/dia, anlodipina 10 mg/dia e enalapril 40 mg/dia. Apresentando no domicílio níveis pressóricos elevados, sendo confirmado durante a consulta médica e com a realização da MAPA. Sem outras comorbidades e exames complementares básicos dentro da normalidade. PA 170/100 mmHg e FC 84 bpm. Qual hipótese diagnóstica?

COMENTÁRIO CASO 125

A paciente apresenta hipertensão arterial resistente, definida como PA elevada não controlada com três fármacos ou controlada com pelo menos quatro anti-hipertensivos (incluindo um diurético). Está associada a maior prevalência de hipertensão secundária, que deve ser investigada e com pior evolução cardiovascular e renal. Neste caso, a adição de espironolactona ao esquema triplo pode ser eficaz.

LEITURAS RECOMENDADAS

Barroso WKS, Rodrigues CIS, Bortolotto LA, Mota-Gomes MA, Brandão AA, Feitosa ADM, et al. Diretrizes Brasileiras de Hipertensão Arterial – 2020. Arq Bras Cardiol. 2021; 116(3):516-658

Victor RG, Libby P. Hipertensão Sistêmica: Abordagem. In: Braunwald, Eugene. Tratado de Doenças Cardiovasculares. 10. ed. Rio de Janeiro: Elsevier, 2018; 44: 995-1022. ISBN 9788535283174.

CASO 126

Julia Maia

Paciente masculino, 63 anos, hipertenso, sedentário e obeso grau II. Em uso de Losartana 100 mg/dia, Anlodipino 10 mg/dia, Espironolactona 25 mg/dia e Clortalidona 25 mg/dia, sem controle satisfatório dos níveis de PA. Esposa que o acompanha na consulta referiu roncos durante a noite. No momento, PA 150/105 mmHg e FC 77 bpm. Qual a hipótese diagnóstica?

COMENTÁRIO CASO 126

A Apneia Obstrutiva do Sono (SAOS) é a causa mais frequente de HAS resistente. A principal característica da apneia obstrutiva do sono é a oclusão das vias aéreas superiores que causa a cessação parcial ou completa do fluxo aéreo, por pelo menos 10 segundos, originando a hipóxia e os esforços ventilatórios enérgicos seguidos por um despertar transitório e a restauração das vias aéreas e do fluxo aéreo. Essa sequência pode ocorrer diversas vezes durante o sono. Quando com sintomas, passa a ser denominada Síndrome de Apneia do Sono. O diagnóstico ocorre pela realização do MAPA com descenso noturno menor que 10% e com a polissonografia que faz a mensuração de quantos episódios de apneia por hora. O tratamento indicado é com uso de CPAP, além do controle pressóricos com fármacos e perda ponderal com adesão a dieta e atividades físicas (Tabela 126.1)

Tabela 126.1

SAOS leve	5 a 14 episódios/hora
SAOS moderada	15 a 30 episódios/hora
SAOS grave	> 30 episódios/hora

LEITURAS RECOMENDADAS

Somers VK. Apneia do Sono e Doença Cardiovascular. In: Braunwald, Eugene. Tratado de Doenças Cardiovasculares. 10. ed. Rio de Janeiro: Elsevier, 2018; 75:1767-1773. ISBN 9788535283174.

Barroso WKS, Rodrigues CIS, Bortolotto LA, Mota-Gomes MA, Brandão AA, Feitosa ADM, et al. Diretrizes Brasileiras de Hipertensão Arterial – 2020. Arq Bras Cardiol. 2021; 116(3):516-658.

CASO 127

Julia Maia

Paciente masculino, 39 anos, com diagnóstico de hipertensão arterial resistente, já em uso de 4 drogas em doses otimizadas. Queixando-se de fraqueza muscular. Exames laboratoriais demonstravam K = 2,7 mEq/L, sem uso de diurético de alça. Qual a hipótese diagnóstica?

COMENTÁRIO CASO 127

A síndrome de aldosteronismo primário (Figura 127.1) é caracterizada por hipertensão arterial devido a aumento da produção autônoma de aldosterona, que pode ser dar por um adenoma benigno produtor de aldosterona (síndrome de Conn) ou por hiperplasia bilateral de adrenais, acompanhada de supressão da atividade da renina plasmática. Existem outras etiologias, porém mais raras. Inicialmente é recomendado realizar a dosagem sérica de aldosterona e da atividade de renina, se aldosterona elevada com hipopotassemia e renina suprimida, o diagnóstico está confirmado. Se níveis pouco alterados, deve-se prosseguir a investigação com teste confirmatório (teste de infusão salina, teste do captopril, teste da fludrocortisona ou teste da furosemida venosa). Caso confirmado, deve-se ainda realizar uma tomografia de cortes finos de adrenais com contraste, a fim de se definir se adenoma ou hiperplasia. Para paciente com patologias adrenais bilaterais, adrenais sem alterações no exame de imagem, nódulos adrenais < 1,5 cm (descartar adenoma não funcionaste) ou HAS diagnosticado com mais de 40 anos deve-se realizar o cateterismo de veias adrenais, com coleta sérica de aldosterona simultaneamente para definir lateralidade. O tratamento tratando-se de adenomas é a adrenalectomia unilateral, preferencialmente laparoscópica, a menos que contraindicada. Se hiperaldosteronismo primário por hiperplasia, o tratamento é realizado com antagonistas mineralocorticoides (espironolactona 50 a 100 mg/dia).

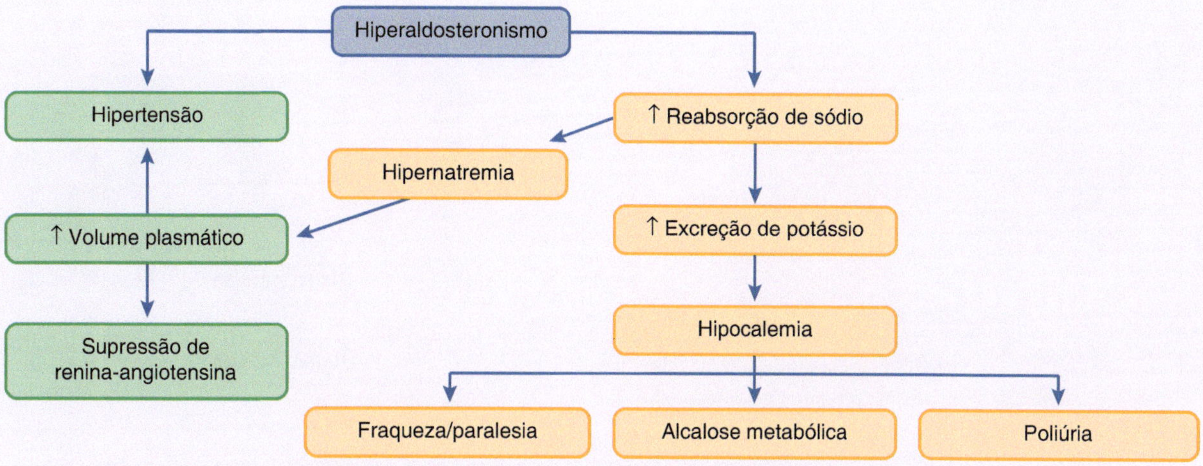

Figura 127.1. Fisiopatologia do hiperaldosteronismo primário.

LEITURAS RECOMENDADAS

Barroso WKS, Rodrigues CIS, Bortolotto LA, Mota-Gomes MA, Brandão AA, Feitosa ADM, et al. Diretrizes Brasileiras de Hipertensão Arterial – 2020. Arq Bras Cardiol. 2021; 116(3):516-658.

Klein I. Doenças Endócrinas e Doenças Cardiovasculares. In: Braulwald E. Tratado de Doenças Cardiovasculares. 10. ed. Rio de Janeiro: Elsevier, 2018; 81:1863-1878. ISBN 9788535283174.

Victor RG. Hipertensão Sistêmica: Mecanismo e Diagnóstico. In: Braunwald E. Tratado de Doenças Cardiovasculares. 10. ed. Rio de Janeiro: Elsevier, 2018; 43:976-994. ISBN 9788535283174.

CASO 128

Julia Maia

Paciente feminino, 18 anos, comparece a consulta referindo que em cirurgia de exérese de fibroadenoma mamário apresentou níveis pressóricos excessivamente elevados, sendo necessário controle com vasodilatador venoso. Além do estresse cirúrgico refere também estar sob estresse no ambiente acadêmico devido ao pré-vestibular. Apresenta episodicamente cefaleia, palpitações e sudorese com níveis pressóricos elevados nestes momentos e perda ponderal. Sintomas atribuídos inicialmente a ansiedade. Refere ainda hipotensão ortostática ao se levantar pela manhã. Qual a hipótese diagnóstica?

COMENTÁRIO CASO 128

Os feocromocitomas são tumores em geral benignos, originários das células cromafins neuroectodérmicas, normalmente do interior da medula adrenal e abdome, mas podem existir em qualquer lugar dentro do plexo de nervos adrenérgicos simpáticos. A tríade clássica de apresentação inclui palpitações, cefaleia e sudorese com níveis pressóricos elevados de forma episódica ou mantida sendo paradoxalmente associada a hipotensão ortostática ao levantar pela manhã. O diagnóstico é realizado pela dosagem de metanefrinas livres séricas (maior sensibilidade e especificidade) ou urinárias em 24 h (menor custo). Um aumento de 4 vezes o valor de referência das metanefrinas livres séricas confirma o diagnóstico. Para situações em que o aumento é discreto pode-se realizar dosagem de catecolaminas séricas ou realizar o teste da clonidina. Deve-se ainda realizar tomografia computadorizada ou ressonância magnética para definir a localização exata, sendo a ressonância superior para identificação de paragagliomas (tumores extra-adrenais). O tratamento preferencial é cirúrgico, minimamente invasivo, sendo necessário preparo pré-operatório com α-1-bloqueadores (doxazosina ou prazosina) por 7 a 14 dias e hidratação adequada com o aumento da ingesta oral de sódio. A remoção total e precoce proporciona, em geral, remissão total dos sintomas e cura da hipertensão arterial.

LEITURAS RECOMENDADAS

Victor RG. Hipertensão Sistêmica: Mecanismo e Diagnóstico. In: Braunwald, Eugene. Tratado de Doenças Cardiovasculares. 10. ed. Rio de Janeiro: Elsevier, 2018; 43:976-994. ISBN 9788535283174.

Barroso WKS, Rodrigues CIS, Bortolotto LA, Mota-Gomes MA, Brandão AA, Feitosa ADM, et al. Diretrizes Brasileiras de Hipertensão Arterial – 2020. Arq Bras Cardiol. 2021; 116(3):516-658.

Klein I. Doenças Endócrinas e Doenças Cardiovasculares. In: Braulwald, Eugene. Tratado de Doenças Cardiovasculares. 10. ed. Rio de Janeiro: Elsevier, 2018; 81: 1863-1878. ISBN 9788535283174.

CASO 129

Julia Maia

Paciente masculino, 13 anos, sem comorbidades, apresentando há aproximadamente 4 meses polidipsia, poliúria e perda ponderal de 6 kg apesar de também apresentar polifagia. Além de adinamia e queda no rendimento escolar. Qual a hipótese diagnóstica?

COMENTÁRIO CASO 129

O diabetes mellitus *tipo 1 (DM1) é uma doença autoimune, poligênica, decorrente de destruição das células β pancreáticas, ocasionando deficiência completa na produção de insulina. É mais frequentemente diagnosticado em crianças, adolescentes e adultos jovens, afetando igualmente homens e mulheres. A primeira manifestação pode ser cetoacidose diabética. O diagnóstico pode-se dar pela dosagem de glicose em jejum, teste de tolerância oral a glicose e dosagem de hemoglobina glicada. O tratamento ocorre pela reposição de insulina, além da adequação da dieta e exercício físico.*

LEITURA RECOMENDADA

Sociedade Brasileira de Diabetes. Diretrizes da Sociedade Brasileira de Diabetes: 2019-2020. São Paulo: Clannad; 2019. FIORI, A. C. et al.

CASO 130

Julia Maia

Paciente feminino, 17 anos, sem comorbidades conhecidas, foi encontrada em casa desacordada pela mãe. Anteriormente, no mesmo dia paciente já havia queixado de dor abdominal de forte intensidade difusa e vômitos. Atribuiu o quadro inicialmente a ingesta alcoólica e alimentícia fora do habitual na véspera, sendo feito uso de sintomáticos. Ao ser atendida no setor de emergência, verificada glicemia capilar = 364 mg/dL. Qual a hipótese diagnóstica?

COMENTÁRIO CASO 130

A Cetoacidose diabética (CAD) é uma complicação grave que pode ocorrer durante a evolução do diabetes mellitus tipos 1 e 2 (DM1 e DM2) e está presente em cerca de 25% dos casos no momento do diagnóstico do DM 1. Na CAD, fundamentalmente, o que ocorre é a redução na concentração efetiva de insulina circulante associada à liberação excessiva de hormônios contrarreguladores, entre os quais o glucagon, as catecolaminas, o cortisol e o hormônio de crescimento. Essas alterações hormonais na CAD desencadeiam o aumento da produção hepática e renal de glicose e a redução de sua captação pelos tecidos periféricos sensíveis à insulina, resultando em hiperglicemia e hiperosmolalidade no espaço extracelular. A combinação de deficiência de insulina com aumento de hormônios contrarreguladores provoca a liberação excessiva de ácidos graxos livres do tecido adiposo (lipólise), que são metabolizados em corpos cetônicos (ácidos β-hidroxibutírico e acetoacético) culminando com cetonemia e acidose metabólica. Observa-se ainda desidratação e glicosúria de graus variáveis, diurese osmótica e perda de fluidos e eletrólitos.

Os critérios usados para o diagnóstico da CAD são: glicemia sanguínea ≥ 250 mg/dL, pH de sangue venoso < 7,3 e bicarbonato sérico < 15 mmol/L. A CAD é definida como grave quando evolui com pH de sangue venoso < 7, moderada entre 7 e 7,24 e leve entre 7,25 e 7,3.1.

O tratamento se dá em unidade de terapia intensiva com:

1. *Hidratação venosa vigorosa, com soro fisiológico 15 a 20 mL/kg na primeira hora. Se hipernatremia, fazer NaCl 0,45%.*
2. *Reposição de K (20 – 30 mEq/hora) utilizando KCl (1 g de KCl = 13,4 mEq de K) com alvo serico de K = 4 a 5 mEq/L (monitorar e repor fósforo e magnesio quando seus níveis plasmáticos estiverem reduzidos).*
3. *Insulina regular em infusão venosa continua = 0,1 U/kg/h. Não iniciar se K < 3,3.*
4. *Quando glicemia entre 200 e 250 mg/dL, iniciar infusão de SG 5% junto a infusão continua de insulina, até a resolução da acidose.*
5. *Bicarbonato de sódio quando pH < 6,9 na dose de 50 a 100 mmoL, diluídos em 400 mL de solução cristaloide para reduzir o potencial risco de hipocontratilidade cardíaca e arritmias.*
6. *Critérios de resolução: glicemias ≤ 200 mg/dL, bicarbonato sérico ≥ 15 mEq/L e pH ≥ 7,3.*

LEITURA RECOMENDADA

Sociedade Brasileira de Diabetes. Diretrizes da Sociedade Brasileira de Diabetes: 2019-2020. São Paulo: Clannad; 2019. Fiori, A. C. *et al.*

CASO 131

Julia Maia

Paciente masculino, 83 anos, diabético tipo 2 e portador de doença Alzheimer. Apresenta quadro de tremores com sudorese profusa e alteração do nível de consciência. Cuidadora verificou glicemia capilar = 53 mg/dL. Qual a hipótese diagnóstica?

COMENTÁRIO CASO 131

Hipoglicemia é uma condição em que os níveis séricos de glicose está abaixo de 70 mg/dL. A hipoglicemia pode ocorrer secundária ao uso de medicações ou em longos períodos de jejum. O tratamento da hipoglicemia consiste em administar um suco com açucar se o paciente estiver consciente, soro glicosado intravenoso, se o paciente estiver inconsciente com acesso vensoso ou glucagon SC, se inconsciente sem acesso venoso.

LEITURA RECOMENDADA

Sociedade Brasileira de Diabetes. Diretrizes da Sociedade Brasileira de Diabetes: 2019-2020. São Paulo: Clannad; 2019. Fiori, A. C. *et al.*

CASO 132

Julia Maia

Paciente feminino, 34 anos, na 16ª semana de gestação recém descoberta. Comparece a primeira consulta de pré-natal, referindo apenas ser asmática (sem uso de medicação de manutenção). Solicitados exames laboratoriais. Glicemia de jejum = 102 mg/dL. Qual a hipótese diagnóstica?

COMENTÁRIO CASO 132

Diabetes mellitus gestacional é definido pela Organização Mundial da Saúde como uma intolerância aos carboidratos de gravidade variável, que se inicia durante a gestação atual, e não preenche os critérios diagnósticos de diabetes mellitus *franco, sendo o problema metabólico mais comum na gestação. O teste com melhor sensibilidade e especificidade para o diagnóstico de DMG é o teste oral de tolerância à glicose (TOTG) com 75 g, com dosagens em jejum, 1 e 2 horas após sendo os critérios diagnósticos: jejum ≥ 92 mg/dL, em 1 h ≥ 180 mg/dL e 2 horas ≥ 153 mg/dL, sendo que apenas um valor alterado já é suficiente para confirmar o diagnóstico. A insulina é a primeira escolha na terapêutica medicamentosa para controle glicêmico no período gestacional, devido à sua eficácia comprovada e à pequena passagem placentária.*

LEITURA RECOMENDADA

Sociedade Brasileira de Diabetes. Diretrizes da Sociedade Brasileira de Diabetes: 2019-2020. São Paulo: Clannad; 2019. Fiori, A. C. *et al.*